Francesco Valitutti / Diego Verdegiglio

Das Buch von der Vagina

Francesco Valitutti
Diego Verdegiglio

Das Buch von der Vagina

Unter dem Feigenblatt

Aus dem Italienischen
von Christiane Winkler

marixverlag

Genehmigte Lizenzausgabe für Marix Verlag GmbH, Wiesbaden 2004

Titel der italienischen Originalausgabe: Il libro della Vagina
Covergestaltung: Thomas Jarzina, Köln
Bildnachweis: akg-images, Berlin
Gesamtherstellung: GGP Media GmbH, Pößneck
Printed in Germany

ISBN 978-3-937715-53-7
www.marixverlag.de

Inhalt

VORWORT

... und kommen Sie bitte nicht gleich auf schmutzige Gedanken

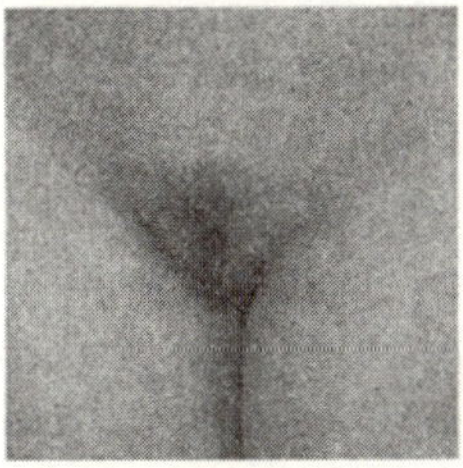

Schwierigkeiten gab es von Anfang an.
Als mich der Anruf des Verlegers erreichte, ging ich wie immer am Montagabend zwischen den Ruinen des Foro Boario spazieren, und es dauerte eine ganze Weile, bis ich begriffen hatte, um was es eigentlich ging.

»Wir würden Sie gerne bitten, ein Buch zu schreiben, und zwar über die ...«

»Über die ...?«, fragte ich und dachte, das letzte Wort sei wohl im überlasteten Telefonnetz des heißen römischen Sommers untergegangen.

»Über die ...«, antwortete der Verleger, wobei er den letzten Vokal übertrieben in die Länge zog. Doch ich hatte das entscheidende Wort noch immer nicht verstanden und begann nervös das Handy zu schütteln. »Würden Sie das bitte noch mal sagen? Ich glaube, die Leitung ist gestört.«

»Ich wollte Sie fragen, ob es Sie vielleicht interessieren würde ...«

»Das habe ich schon verstanden«, unterbrach ich ihn, »nur den Schluss habe ich nicht gehört.«

Nach einer kurzen Pause versuchte mein Gesprächspartner die Hürde zu umgehen.

»Kennen Sie das amerikanische Penis-Buch?«

»Natürlich!«, rief ich sofort.

»Gut«, sagte er erleichtert, »wir würden gern ein Buch über das weibliche Gegenstück machen.«

Ich begriff sofort, was er meinte: »Aha, ich verstehe. Ein Buch über die …« Und diesmal war ich es, der, fast ohne es zu bemerken, den letzten Vokal übermäßig in die Länge zog. Während uns der Name des männlichen Geschlechts mühelos über die Lippen kommt, kann man das von seiner wunderbaren Kollegin nicht gerade behaupten. Bei aller Emanzipation tragen wir nämlich noch immer eine Art geistigen Lendenschurz – ein Rest nicht gebrochener Tabus.

Das Angebot schmeichelte mir, gleichzeitig war mir aber auch klar, dass ich, der Theoretiker, einen Praktiker an meiner Seite brauchte. Sofort fiel mir mein Freund Diego ein, ein Schauspieler und Schriftsteller, vor allem aber ein unverbesserlicher Weiberheld, der auf diesem Gebiet eine bemerkenswerte Fantasie entwickelt hat. Früher habe ich versucht, es ihm nachzumachen, allerdings ohne Erfolg. Als ich ihn aufsuchte, war er drauf und dran, nach Kalifornien zu reisen und stand mit bereits gepackten Koffern in seinem Vorzimmer, während er nervös nach einer Nummer in seinem von Kritzeleien übersäten Telefonbüchlein suchte, das nicht einmal der KGB oder der CIA hätten entschlüsseln können. Ohne Umschweife fragte ich ihn:

»Hättest du Lust, an einem Buch mitzuarbeiten? Es geht um die …«

»Um die …?«, fragte er neugierig.

Die Geschichte begann von vorne!

Jedenfalls ging ich etwas beschwingter nach Hause, denn Diego hatte mir seine Hilfe zugesichert.

Zu Hause machte ich mich sofort an mein neues literarisches Werk… doch der Stift verharrte reglos auf dem Papier. Oh Pardon, der Finger verharrte reglos auf der Tastatur, als warte er still auf eine Eingebung, die noch meilenweit entfernt war.

Eines Tages, ich räkelte mich gerade mit meinen Freunden genüsslich am Strand von Fregene, war mir, als hörte ich in der Ferne eine Stimme, die vom schwachen Wind herüber getragen wurde, der die Oberfläche des Wassers kräuselte. »Hast du gehört?«, fragte ich Luca verwundert. »Was?«, antwortete er und unterbrach für einen Augenblick die Lektüre des Wissenschaftsmagazins, das er immer las. »Und du, Wolfi?« Doch die riesigen Kopfhörer auf seinen Ohren waren Antwort genug. Also stand ich auf, dribbelte erfolgreich um Claudia herum, die wie immer versuchte, mir ihre Kinder anzudrehen, damit ich mit ihnen zum Swimmingpool ging, und lief, unwiderstehlich von dem Lockruf angezogen, den offenbar nur ich gehört hatte, ins Wasser. Da es lange seicht war, musste ich ein schönes Stück laufen. Doch schließlich hatte ich eine Offenbarung, endlich stand es mir ganz deutlich vor Augen. Ich hatte die Stimme meines Urgroßvaters gehört, die immer wieder denselben Satz wiederholte, wie eine eintönige Litanei: einen Satz, den er mir immer wieder gesagt hatte, wenn ich als Kind auf seinem Schoß saß:

»Ein Mösenhaar hat mehr Zugkraft als ein Ochsenkarren!«

Damals verstand ich den Sinn der geheimnisvollen Worte noch nicht, trotzdem war mir klar, dass sie Bedeutung hatten. Ich wusste, es handelte sich um eine echte Lebensweisheit. Und so machte ich manchmal auf cool und sagte müde lächelnd zu meinen Freunden:

»Ein Mösenhaar hat mehr Zugkraft als ein Ochsenkarren.«

Dafür heimste ich von den Eltern meiner Freunde immer wieder Ohrfeigen ein. Diese bestätigten mir jedoch bloß, dass ich mich im Besitz einer großen Wahrheit befand. Doch um was für eine Wahrheit es sich handelte, begriff ich erst an jenem schwülen Sommernachmittag dank der eindringlichen Stimme, die wie ein unermüdliches Echo die Worte meines Urgroßvaters wiederholte: Wenn ich dieses Buch schreiben wollte, durfte oder sollte ich mich nicht auf die wenigen Zentimeter des weiblichen Körpers beschränken, denn diese paar Zentimeter sind der Motor des Universums, wenn nicht gar das Universum selbst.

Also beschloss ich, die Sache unter Aspekten anzugehen, die auf den ersten Blick vielleicht gar nichts mit meinem Thema zu tun hatten, in Wirklichkeit jedoch ein Beweis für seine Vielfältigkeit waren. Ich beschäftigte mich mit Geschichte, Kunst, Medizin, Brauchtum, Sport, östlicher Philosophie, Showbusiness und mit meinen Erinnerungen und behandelte sie teils ironisch, teils ernsthaft. Dabei kam es mir gar nicht so sehr darauf an, ein erschöpfendes Werk zu diesem Thema zu schreiben, denn obwohl mein Studienobjekt klar begrenzt ist, ist es in Wirklichkeit doch äußerst umfangreich, komplex und rätselhaft.

Darum bitte ich Sie gleich zu Beginn um etwas Nachsicht, sollten Sie eventuelle Auslassungen finden, denn dieses Buch erhebt keinen Anspruch auf Vollständigkeit, sondern sollte eher ein Anstoß sein, etwas mehr über SIE zu erfahren, vielleicht zu schmunzeln oder … sich einfach nur zu erinnern.

Francesco Valitutti

Als Francesco Valitutti, mit dem mich fünfzehn Jahre enger Freundschaft und gemeinsamer Arbeit verbinden, zu mir kam, um mir die Mitarbeit an diesem Buch vorzuschlagen, war ich drauf und dran, in die USA abzureisen, wo man mich eingeladen hatte, eine Reihe von Vorträgen über die erotischen Bräuche verschiedener Völker zu halten.

Trotz meiner Verpflichtungen nahm ich die Einladung freudig an, mich mit einigen speziellen Aspekten einer Sache zu beschäftigen, von der man durchaus behaupten kann, dass sie für manche Männer (und auch Frauen) ein »Problem« darstellt – mit einer Sache also, die für die Menschheit seit grauer Vorzeit zugleich Wonne und Qual gewesen ist. Francesco meint, ich sei auf diesem Gebiet sehr »beschlagen«. Er behauptet, anstelle eines dritten Auges, wie es in den östlichen Religionen beschrieben wird, trüge ich in Wirklichkeit ein asiatisches Auge auf der Stirn, und zwar in vertikaler Richtung, das etwas ganz anderes darstelle. Ich bin ihm für diese Beobachtung dankbar und gebe ihm völlig recht: Ich interessiere mich seit 1956 für das Thema. Was ja nicht weiter erwähnenswert wäre, wenn ich nicht 1952 geboren wäre! Wie dem auch sei, die Tatsache, daß ich mit Francesco ein Buch über dieses Thema geschrieben habe, hat meinen Wissensdurst keinesfalls gestillt, sondern mich dazu angeregt, mithilfe erotischer Handschriften aus Indien und China weiter zu forschen und das Thema zu »vertiefen«.

Diego Verdegiglio

1. KAPITEL

Versuchen wir, IHR einen Namen zu geben

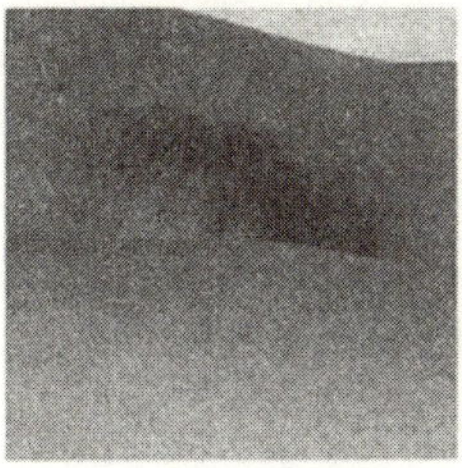

Die unbestrittene Hauptfigur unserer gefährlichen literarischen Reise hält zweifellos den Rekord an ihr zur Verfügung stehenden Namen; diese sind einerseits Ausdruck eines tief verwurzelten Schamgefühls, andererseits ist es in Tausenden von Jahren nicht gelungen, IHR einen annehmbaren offiziellen Namen zu geben. Im *Borzacchini Univerale,* einem Internet-Wörterbuch für Vulgärsprache, steht: »Wir verbergen nicht unser Misstrauen all jenen gegenüber, die das weibliche Geschlechtsorgan hartnäckig als *Vulva* bezeichnen. Dieser pseudowissenschaftliche Begriff klingt nicht nur unangenehm, sondern erinnert an etwas Hinterhältiges und Einhüllendes, an eine Art Fleisch fressende Pflanze.«

Und was wäre mit *Vagina?* Ebenfalls ein scheußlicher Ausdruck, der scheußlich klingt...halten wir uns also lieber an den Volksmund, der einen reichen Vorrat an Ausdrücken bereithält, bei denen Ulk und Poesie, Vulgarität und Zärtlichkeit eine friedliche Koexistenz führen.

Früher einmal war ER der Degen und SIE die Scheide, im

Hohelied der Liebe hieß SIE »Garten«, Aristoteles bezeichnete SIE als »Schwalbe, Seeigel, Backofen für das Fleisch«; für den Dichter Pietro Aretino war SIE die »Pfarre«, aber vor allem die »Fotze«; der römische Volksdichter Gioachino Belli nannte SIE »Kätzchen«, Rabelais hingegen die »wie heißt sie doch gleich«, für Ronsard war SIE die »zinnoberrote Spalte« oder das »kleine süße Loch, mit weichem, lockigem Flaum verziert«, während SIE für Boccaccio schlichtwegs die »Hölle« war. Roberto Benigni hingegen bot während eines unvergesslichen Fernsehauftritts bei Raffaella Carrà ein buntes Potpourri, eine Mischung aus altbekannten Begriffen und köstlichen Neuerfindungen wie »Gurkentrockner«, »Knüppelweichspüler« oder »Pfaffenmaulkorb«. Da hätte sich der von Gigi Proietti gespielte Professor in dem Theaterstück *A me gli occhi please* ein Beispiel nehmen können, der im Sexualunterricht die absurdesten Metaphern erfand: Baskettballkorb … das Loch, das zurückbleibt, wenn man eine Rübe aus dem Boden zieht …

Wirft man einen Blick über die Landesgrenzen hinaus, stellt man fest, dass SIE in Spanien hauptsächlich als *l'cono* bezeichnet wird, was jedoch noch lange nicht bedeutet, dass sich keiner für SIE interessiert, wie unsere »heißen« spanischen Freunde ja immer wieder beweisen. Und selbst in Frankreich, um in jenem idealen Liebesdreieck Spanien-Frankreich-Italien zu bleiben, gibt es nur wenige Begriffe: Hier bezeichnet man SIE entweder als *la chatte* oder mit dem vulgäreren *le con.*

In Argentinien hingegen heißt SIE *argolla,* in Brasilien *boceta,* und im angelsächsischen Sprachraum hat man die Wahl zwischen dem umgangssprachlichen *twat,* dem intimen *pussy,* dem leicht vulgären *snatch* und dem äußerst anstößigen *cunt.*

Die schönsten Namen beziehungsweise die bezauberndsten Bilder stammen jedoch aus dem Orient: »Lotusblüte«, »Zinnobertür«, »Höhle des weißen Tigers«, »purpurne Moosspitze«. Auch der arabische Arzt und Schriftsteller Nafzàwi hat uns viele Synonyme für das weibliche Lustorgan überliefert: El feurdj (der Schlitz), el kelmoune (die Wollüstige), el ass (die Primitive), el zerzour (die Beschützte), el cheukk (der Riss), abou tertour (die mit dem Kamm), abou khochime (die mit der Stupsnase), el guenefond (das Stachelschwein), el sakouti (die Stille), el deukkak (die, die zerquetscht), el tseguil (die Beharrliche), el taleb (die Begierige), el hacene (die Wunderschöne), el neuffakh (die, die anschwellen lässt), el ouasa (die Weite), el aride (die Breite), abou belaoum (das Leckermaul), el makaour (die Bodenlose), abou àoungra (die Bucklige), el hezzaz (die, die eine sein will), el moudd (die Entgegenkommende), el mouaine (die, die hilft), el meusboul (die Lange), el molki (die, die sich duelliert), el harrab (die Flüchtige), el sabeur (die Resignierte), el mouseffah (die Versperrte), el mozeru (die Tiefe), el addad (die, die beißt), el meusas (die, die saugt), el zeunbur (die Wespe), el harr (die Heiße), el laidi (die Entzückende). Ob diese Begriffe sich in unserer pragmatischen und materialistischen Gesellschaft durchsetzen könnten, ist jedoch fraglich.

In ihrem Buch *Arrapati ma senza impegno* (Geil, aber ohne Verpflichtung), schreibt Livia Cerini: »Die Burschen im Viertel grüßen mich inzwischen mit ›hallo, hübsches Plüschtier‹. Es kotzt mich an, daß sie der Muschi den Namen eines halb synthetischen Stofftieres geben. Das ist fast schon eine Beleidigung. Ich nenne SIE deshalb zur Abwechslung Maus. Die Maus ist ja ein schönes Tier, robust, frech und zieht sich immer und überall aus der Klemme, einfach klasse!…«

Eine Hitliste der Namen aufzustellen, die in Italien am beliebtesten sind, ist gar nicht so einfach, denn jede Region und jede Epoche hat ihre eigenen. Doch zweifellos ist es möglich, eine Liste der Evergreens aufzustellen: Da drängt sich natürlich die neapoletanische *fessa* auf, ein Begriff, der im Streit schon mal zu »a fessa e' mammeta« (Möse deiner Mutter) oder zu »a fessa e' soreta« (Möse deiner Schwester) werden kann. Oder die berühmte venezianische *mona,* nach der griechischen Vorsilbe monos beziehungsweise »einziger«.

Als Kind nennt man SIE Blümchen, Schmetterling, Kartoffelchen oder Erdbeere. Später, wenn der erste Haarflaum IHR etwas Geheimnisvolles und Finsteres verleiht, verwandelt SIE sich wie durch Magie in eine Muschi, Möse oder Feige. Je nach Alter und Lebensstil stehen also die verschiedensten Begriffe zur Auswahl. Haben Sie eine poetische Ader oder sind Sie vielleicht naturverbunden? Dann nennen Sie SIE doch »Mistel«, »Hain«, »Garten«, »Blume«, »Landgut«, »Forst«, »Busch«, »Weingarten« oder »Wald«. Lieben Sie Tiere? »Katze«, »Spatz«, »Zirpe«, »Elster«, »Eichhörnchen«, »Maus«, »Küken«, »Kalanderlerche«. Oder sind Sie etwa Vegetarier? »Pflaume«, »Kastanie«, »Salat«. Vielleicht sind Sie aber auch ein Musikliebhaber: »Kleine Gitarre«, »Dudelsack«, »Tamburin«, »Harmonika«, »Sackpfeife«. Oder fehlt es Ihnen ganz an Fantasie? Dann könnten Sie Begriffe wie »Ding«, »Sie«, »das da vorne«, »Schlitz«, »Unterteil«, »Öffnung« verwenden. Sollten Sie hingegen Höhlenforscher sein, dann würden sich »Höhle«, »Höhlung«, »Loch« oder »Kluft« anbieten. Vielleicht wollen Sie IHR ja auch gleich einen Namen geben: »Bernarda«, »Ubalda«, »Filippa«, »Filiberta«, »Berta«. Sind Sie in Geographie beschlagen? »Babylonien«, »Niederlande«, »Dunkelland«, »Schattenland«. Für misstrauische Männer bieten sich hingegen »Falle«, »Fangeisen«, »Käfig«, »Zange« und »Zelle« an. Außerdem »Scham«, »Wunde«, »Liebling«, »Pelz«, »Volkserzeugerin«, »Sparschwein«, »Wiege«, »Öse«, »Spielzeug«, »Trichter«, usw. usw.

Wichtig ist also, SIE beim Namen zu nennen. Vorausgesetzt, SIE antwortet Ihnen auch!

2. KAPITEL

Du bist einfach mythisch!

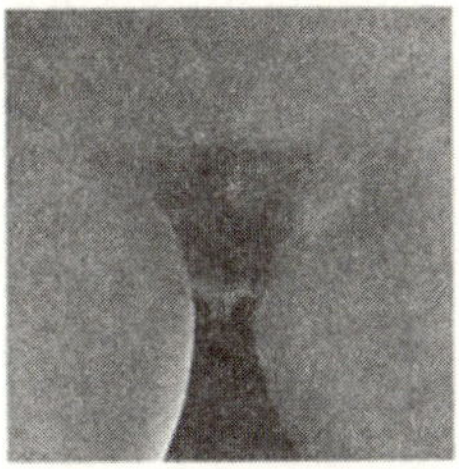

Jeder von uns ist einmal durch diese Tür gegangen. So viel steht jedenfalls fest! Und deshalb ist unsere verehrte SIE zweifellos der bekannteste, gleichzeitig aber auch der geheimnisvollste und faszinierendste Ort auf dieser Erde. Ein Ort, der stets neue Gefühle und Wahrnehmungen in uns hervorrufen kann, uns mitreißen, neugierig machen, ängstigen und überwältigen kann. SIE ist das Tor zu einer irdischen Dimension, die Gewissheit unseres Daseins, für einen Atheisten stellt SIE den Ursprung des Universums dar, und für einen Gläubigen ist SIE die Pforte zum Leben, ein Bindeglied zwischen dem, was noch nicht war, und dem, was ist.

Ich kann mir einfach nicht erklären, welchen Sinn die Religionen fast überall auf der Welt und zu allen Zeiten darin sahen, die Frau zu ächten. Warum wohl hätte Gott, wie auch immer er heißen mag, diesen Weg ins Leben gewählt, wenn er ihm nicht als würdig oder richtig oder zumindest als … praktisch erschienen wäre?

Wenn es einen Gott gibt, könnte er genauso gut eine Frau sein!

Aber lassen wir diese schwierigen theologischen Überlegungen einmal beiseite, die mit unserem Thema ja nichts zu tun haben, denn uns plagt ein Zweifel. Sind wir wirklich alle durch dieses dunkle Loch geschlüpft? Adam und Eva bestimmt nicht, aus Gründen, die allen bekannt sein dürften, aber auch was ihre Vorfahren anbelangt, ist die Sache nicht ganz klar: Streng genommen hätte das Geschlecht ja mit Kain und Abel aussterben müssen ... außer es gab eine andere Möglichkeit. Welche? Die Mythologie liefert uns eine große Auswahl, angefangen bei der Liebesgöttin Aphrodite. Kronos, ein Gott, der aus dem so genannten vorolympischen Geschlecht stammte, also aus der Generation vor Zeus und dem Olymp, kastrierte seinen Vater Uranos und warf dessen Hoden ins Meer. Aus den Wellen wurde Aphrodite geboren, die wiederum als erwachsene Frau mit Hermes flirtete: Aus dieser Verbindung ging Hermaphrodit hervor, ein Jüngling, der etwas durcheinander war und wunderbarerweise mit männlichen als auch weiblichen Geschlechtsorganen ausgestattet war. Doch Aprhodite hatte noch immer nicht genug und gab sich Dionysos hin, worauf sie noch ein Wunderwesen zur Welt brachte: Priapus, ein Gott, der ständig mit einem steifen Glied herumlief.

Doch auch Dionysos selbst wurde nicht aus dem mütterlichen Uterus, sondern aus dem Schenkel des Zeus geboren, der ihn im sechsten Monat aus dem Leib seiner sterbenden Mutter gerissen und ihn in seinem Schenkel eingepflanzt hatte, um die Schwangerschaft zu Ende zu führen.

Und was ist mit Myrrhe? Um sie vor ihrem Vater zu schützen, der sie verfolgte, weil sie sich verkleidet und ihn verführt hatte, verwandelten die Götter sie in einen Baum. Der Sohn, der aus dieser inzestuösen Vereinigung hervorging, wurde aus der Rinde des Baumes geboren und hieß Adonis. Auch die Baumnymphen Dryaden entstanden aus Bäumen, wurden wieder zu einem Teil der Pflanze und teilten deren Schicksal. Die Zentauren hingegen verdanken ihre Existenz der Vereinigung Ixions mit einer Wolke, während die Riesen aus der Erde hervorgingen, die mit Uranos' Blut befruchtet worden war, nachdem ihn Gaia verstümmelt hatte.

Echion wird aus Drachenzähnen geboren und Agadistis entstand aus Zeus' Samen, der auf die nackte Erde fiel und eine unglaubliche Kettenreaktion auslöste: Die Götter entmannten ihn, doch aus dem abgetrennten Glied wuchs ein Mandelbaum, und der Mandelbaum wiederum brachte Mandeln hervor; aus irgendeinem unerfindlichen Grund legte die Tochter des Gottes Sangarios eine Mandel auf ihre Brust und brachte so ein Kind namens Attis auf die Welt.

Von Athene hingegen erzählt man, sie wäre ganz normal auf die Welt gekommen, hätte Zeus nicht eines Abends seine Frau Metis verschlungen, weil er meinte, ihre Schwangerschaft sei die Folge eines Ehebruchs. Um den Fötus zu retten, zerkaute er den Körper jedoch nicht, und im neunten Monat der Schwangerschaft befahl er Hephaistos, ihn mit einer Axt zu erschlagen, damit das Kind zur Welt kommen konnte. Und auch Asklepios wäre auf normalem Weg zur Welt gekommen, wenn Apollo nicht so wütend gewesen wäre und ihn lebendig aus dem Leib der untreuen Koronis gerissen hätte.

Mit einem Wort, es gäbe schon Alternativen zum warmen und weichen mütterlichen Uterus, doch »wer den gewohnten Weg verlässt, weiß, was er zurücklässt, jedoch nicht, was er vorfinden wird«. Womit wir beim Thema des Klonens und bei den Lebewesen wären, die mithilfe dieser Technik das Licht der Welt erblicken werden. Wer weiß, durch welche Pforten? Doch vielleicht stellt das Ganze ja auch eine Rückkehr zum Zeitalter der Götter und Helden dar, als man aus einer Eiche, einem Stein, dem Wasser oder der nackten Erde geboren werden konnte und sich niemand etwas dabei dachte.

Wie heißt es doch so schön: Wichtig ist, dabei zu sein!

3. KAPITEL

Wie man SIE im richtigen Augenblick erkennt oder Wie SIE aussieht und funktioniert

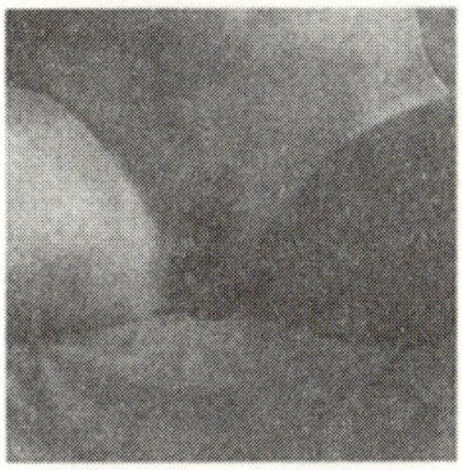

SIE im richtigen Augenblick zu *erkennen,* ist für beide Geschlechter unerlässlich, aber mindestens genauso wichtig ist es, SIE überhaupt zu *kennen.* Setzen wir mal voraus, dass Sie unsere liebe SIE von einem Toupet unterscheiden können und wissen, wo oben und unten, links und rechts, Norden und Süden, Osten und West sind, und beginnen wir gleich mit der Besichtigung. Tun wir so, als handle es sich um eine Reise, eine Art Betriebsausflug.

Wenn Sie von Norden kommen, raten wir Ihnen, das »Tal der Brüste« zu durchqueren, bis zum »Tal des Lebens« vorzustoßen und noch ein paar Zentimeter weiterzufahren, bis Sie einen dunklen Wald erreichen. Sind Sie bis dahin nicht vom rechten Weg abgekommen, haben Sie Ihr Ziel fast erreicht. Halten Sie nun bitte an und warten Sie ein Weilchen, einer unserer Mitarbeiter wird Sie abholen.

Sollten Sie vom Süden kommen, folgen Sie bitte der Autobahn »Langschenkel«, bis zur Tankstelle »Sprungtal«, dort erwartet man Sie schon.

Sind Sie noch alle da? Gut, dann betreten wir unverzüglich den dichten Wald wie eine Schar junger Rotkäppchen (wobei heutzutage die Farbe des Käppchens keine Rolle mehr spielt, wichtig ist, eines auf zu haben!) und klettern wir an dem fleischigen Venushügel hoch, dessen Höhe über dem Meeresspiegel ganz davon abhängt, wo sich die Frau befindet. Was Sie nun vor sich sehen ist ... entweder die Hölle oder das Paradies, wie man's nimmt. Aus Gründen der Gleichberechtigung werden wir SIE einfach *Vulva* nennen, womit die äußeren weiblichen Geschlechtsorgane gemeint sind, also die kleinen und großen Schamlippen, die Klitoris mit dem Vorhof und der bereits erwähnte *Mons Veneris.*

Nun aber nehmen wir unseren ganzen Mut zusammen und wagen den Abstieg. Rechts und links sehen Sie die großen Schamlippen, die so heißen, weil sie an einen Mund erinnern, der auch von vielen Dichtern besungen wurde. Mario Mariani zum Beispiel schrieb 1919 folgende Verse: »Ihre Lust zu spüren, bereitete mir Lust, und ich küsste sie, küsste sie/auf die beiden Münder, doch länger auf den glühenderen,/Stunde um Stunde, leidenschaftlich, bis sie vor Süße verging.«

Versuchen Sie einmal, die Schamlippen leicht zu reiben ... Sehen Sie? Sie verändern sich; die Erregung fördert die Durchblutung, und sie schwellen an. Wenn alles vorbei ist, kehrt alles zum Normalzustand zurück.

Aber lassen Sie uns weiter eindringen. Zu Ihrer Rechten und Linken sehen Sie nun die kleinen Schamlippen. Sie sind zwar kleiner als ihre großen Schwestern, dafür aber sehr sensibel. Werden sie ein wenig stimuliert, schwellen auch sie aus den oben genannten Gründen an, verändern ihre Farbe und werden immer röter (war die Frau noch nie schwanger, so ist es ein helles Rot, ansonsten Dunkelrot)... Sehen Sie...? Jetzt hören Sie aber bitte wieder damit auf, sonst gibt es eine Überschwemmung!

Wenn Sie nun bitte so freundlich wären und Ihren Blick auf genau die Stelle richten, wo die kleinen Schamlippen zusammenlaufen; dort sehen Sie eine Wucherung, die auf den ersten Blick völlig unbedeutend erscheint... in Wirklichkeit jedoch eine teuflische und perfekte Lustmaschine ist! Meine Damen und Herren, ich habe die Ehre, Ihnen die wunderbare, außergewöhnliche, beispiellose Klitoris vorzustellen! Sie dient einzig und allein der Lust der Frau und ihrem Orgasmus, und das ist immerhin nicht wenig. Wenn wir sie aus der Nähe betrachten, sehen wir, dass die Klitoris ein abgerundetes Ende besitzt, die so genannte »Klitoriseichel« (wundern Sie sich nicht über die Namensgleichheit mit der Penisspitze, inzwischen hat man nämlich herausgefunden, dass die weiblichen und männlichen Geschlechtsorgane einen gemeinsamen Ursprung haben und sich erst spät in der Schwangerschaft zu differenzieren beginnen) und aus einem längeren Teil, dem so genannten »Klitoriskörper« besteht. In der populärwissenschaftlichen Zeitschrift *Focus* war zu lesen, dass »man bis vor wenigen Jahren nichts über die genaue Größe und Form der Klitoris wusste. Erst 1998 kam es zu der nach Meinung der Physiologen wichtigsten anatomischen Entdeckung seit dem 18. Jahrhundert: Die Klitoris ragt ungefähr zehn Zentimeter in das Körperinnere und die Vagina.« Zu verdanken haben wir diese Entdeckung der australischen Ärztin Helen O'Conell, die ihren skeptischen Kollegen mit Hilfe von drei Dias bewies, dass die Frauen keinerlei Grund zum Penisneid mehr hätten. Bis dahin glaubte man nämlich, die Klitoris sei nur zwischen drei Millimetern und einem Zentimeter groß! Das ist keinesfalls erstaunlich, denn auf diesem Gebiet herrschte bis in die siebziger Jahren eine fast völlige Unwissenheit. In ihrem Buch *Befreiung zur Lust. Frauen und ihre sexuellen Phantasien* schreibt Nancy Friday, dass die meisten Männer gar nicht wüssten, wo sich die Klitoris befände. »Selbst die Frauen wissen es nicht alle. Natürlich haben wir eine ungefähre Ahnung, wie wir da unten beschaffen sind, aber jede Frau ist anders gebaut. Und es kann schon mal passieren, dass wir die Hoffnung aufgeben, er werde das magische Knöpfchen je finden, aber die Gewissheit, eine andere Frau würde sich auskennen, verlässt uns nie; denn die anderen wissen immer alles. Eine Frau mag also den Traum aufgeben, ein Ritter würde kommen und sie erlösen, aber sie tröstet sich mit dem Gedanken, sie könne von einer Person ihres eigenen Geschlechts erlöst werden.«

Wie gut hatte es da wohl jene Frau aus dem antiken Rom getroffen (von der Renaldus Columbus berichtet), deren Klitoris so lang wie der kleine Finger war! ... Ein Thema übrigens, das auch von Guillaume Apollinaire in *Elftausend Ruten* aufgegriffen wurde. Hierzu gibt es jedoch auch Kurioses aus dem Tierreich zu berichten; das gescheckte Hyänenweibchen zum Beispiel besitzt eine so große Klitoris, dass sie im erregten Zustand zwischen den Hinterbeinen hervorlugt. Doch damit nicht genug. Ihre Jungen wirft das Hyänenweibchen durch die Vorhaut der Klitoris!

Die Klitoris braucht Aufmerksamkeit, und es bedarf wirklich nur einer Kleinigkeit, um sie »aufzuwecken«. Sehen Sie, wie ich es mache? Probieren sie es doch auch einmal. Killekillekillekille ... killekillekillekille ... Da, sehen Sie nur, wie sie sich vergrößert ... Killekillekillekille ... killekillekillekille ... sie wird immer größer ... killekillekillekille ... das Fest rückt näher ... Wie bitte, was meinen Sie, gnädige Frau? Ach, woran ich das erkenne? Ganz einfach!

Sehen Sie die Klitoris? Sie ist ziemlich scheu und schüchtern, wenn sie merkt, dass das Fest näher rückt, versteckt sie sich unter einer Art Haube, den kleinen Schamlippen. Da können Sie machen, was Sie wollen, Sie werden sie nicht mehr hervorlocken. Erst wenn das Fest vorbei ist, kommt sie freiwillig wieder heraus. Da werde einer schlau draus. Zuerst das ganze Tam Tam, und dann lässt sie sich das Beste entgehen!

Glauben Sie aber ja nicht, der Schritt von der Erregung zum großen Finale wäre einfach: Dafür sind Geschicklichkeit, der richtige Rhythmus und Geduld vonnöten … »Bei manchen Frauen«, schreibt Margo Anand, »ist die Klitoris drei bis vier Finger von der vaginalen Öffnung entfernt und der G-Punkt liegt sehr tief. Darum ist es auch äußerst unwahrscheinlich, dass sie in der traditionellen Missionarstellung, bei der der Mann oben liegt, ausreichend erregt werden, um zum Orgasmus zu gelangen. Die Klitoris ist also zu weit von der vaginalen Öffnung entfernt, um einen Kontakt mit dem Penis zu ermöglichen, und diese Frauen müssen direkt stimuliert werden. Jene Frauen hingegen, bei denen sich die Klitoris direkt neben der vaginalen Öffnung befindet, also fast ein Teil der Vagina ist, und bei denen der G-Punkt etwa einen halben Fingerbreit unterhalb liegt, gelangen auch in der Missionarstellung recht schnell zum Orgasmus, ohne manuell stimuliert werden zu müssen, da ihre Klitoris direkt mit dem Penis in Berührung kommt.«

Nach dem Orgasmus dauert es ungefähr zehn Minuten, bis alles wieder beim Alten ist; bleibt der Orgasmus hingegen aus, sind mehrere Stunden dafür nötig, was unter Umständen die schlechte Laune der Frau erklärt.

Leider sind wir nun auch für die schlechte Laune unserer Gastgeberin verantwortlich, denn wir können nicht länger bleiben. Die Zeit drängt, es gibt noch viel zu sehen. Kommen Sie, meine Herren, bitte beeilen Sie sich. Mein Herr…?! Mein Herr…?! Bitte bleiben Sie nicht zurück. Ich habe Ihnen schon einmal gesagt, es hat keinen Sinn, hier auf die Klitoris zu warten, um sich von ihr zu verabschieden. Sie wird nicht mehr unter ihrem Käppchen hervorkommen!

Das mandelähnliche Gebilde, das Sie nun vor sich sehen, bezeichnet man als Vorhof, er ist der Zugang zum Harnweg und zur Vagina und gleichzeitig auch der Ausgang, wie man's nimmt. Wir befinden uns hier an der Grenze zwischen äußeren und inneren Geschlechtsorganen. Zu den inneren Geschlechtsorganen gehören Jungfernhäutchen, Bartholinsche Drüsen, Harnröhre, Vagina, Gebärmutterhals, Gebärmutter, Eileiter und Eierstöcke.

Ja, meine Herren, treten Sie ruhig näher! Wer Platzangst hat oder prüde ist, wird gebeten, draußen zu warten, alle anderen achten bitte darauf, wo sie hintreten, denn hier wird es rutschig.

Wir haben nun zwei verschiedene Wege vor uns: Entweder wir laufen die Harnröhre entlang, den Weg, den der Harn nimmt, und landen schnurstracks in der Blase, oder wir folgen dem der Lust. Also, wer ist für die Harnröhre?… Wer für die Vagina?… Alle für die Vagina. Also gut, dann vorwärts, marsch.

Haben Sie noch Fragen? Wie bitte? Nein, mein Herr, heute ist nicht geschlossen. Das »Tor«, das Sie hier sehen, ist nichts weiter als das Jungfernhäutchen, eine Membrane, die den Zugang zum Inneren der Vagina versperrt. Der ganze Mythos der Jungfräulichkeit liegt also in diesem hauchdünnen Gewebe begraben, das normalerweise beim ersten Geschlechtsverkehr zerreißt. Aber nicht immer. Manchmal zerreißt es auch durch sportliche Betätigung, eine spezielle Übung oder einfach beim Einführen eines Tampons. Das heißt, ein durchtrenntes Jungfernhäutchen bedeutet nicht gleich verlorene Jungfräulichkeit. Heute weiß man außerdem, dass gewisse Frauen schon von Geburt an nur einen Teil des Jungfernhäutchens haben, manche sogar ganz ohne geboren werden. Das erklärt auch, weshalb der erste Geschlechtsverkehr schmerzfrei und ohne Blutungen verlaufen kann.

Kommen Sie nun vorsichtig weiter... Aber nein, Sie können nichts kaputtmachen. Wir werden durch diese winzige Öffnung schlüpfen, durch die auch das Menstruationsblut abfließt... und durch die auch der männliche Samen heimtückischerweise schlüpfen kann, obwohl sein »Herrchen« draußen geblieben ist. Mit einem Wort, eine Schwangerschaft ohne vollzogenen Geschlechtsverkehr und mit unversehrtem Jungfernhäutchen.

Rechts und links sehen Sie nun zwei winzige Wucherungen, die so genannten Bartholinschen Drüsen, die ihren Namen einem dänischen »Seefahrer« verdanken, der als erster in diese Gewässer vorgestoßen ist und der Welt davon berichtet hat. Bartholin, gnädige Frau, Bartholin habe ich gesagt! Dass Sie mir nicht auf die Idee kommen, morgen eine Torte mit Bertolini-Hefe zu backen, in der Hoffnung, das Geschlechtsorgan ihres Mannes würde dadurch größer!

Wenn man diese Drüsen stimuliert, scheiden sie etwas Flüssigkeit aus, von der man lange annahm, dass sie für das Feuchtwerden der Scheide zuständig sei. Erst später hat man festgestellt, dass die Scheidenfeuchtigkeit aus viel größeren Tiefen stammt.

Doch lassen Sie uns noch tiefer in die Vagina vordringen. Wie Sie sehen, sind ihre Wände faltig und hier und da etwas zerfurcht, vor allem wird Ihnen auffallen, dass es hier so eng ist, dass die Wände sich beinahe berühren. Dennoch ist dieser Durchgang ungeheuer elastisch, immerhin sind wir bei unserer Geburt alle hier durchgeschlüpft. Sie wollen ihre Maße wissen? Nun ja, laut Masters & Johnson beträgt der Durchmesser bei »Windstille« zwei und die Länge sieben bis acht Zentimeter, im Zustand der Erregung werden daraus 5,75 bis 6,25 Zentimeter Durchmesser und 9,5 bis 10,5 Zentimeter Länge. Bei einer Frau, die schon einmal schwanger war, ändern sich diese Maße.

Die Erregung verändert also nicht nur die »Landschaft«, sondern infolge der stärkeren Durchblutung und des dadurch hervorgerufenen Drucks tritt eine bereits im Gewebe vorhandene Flüssigkeit aus und überflutet die Umgebung. Das also ist die üppige Quelle, aus der sich die Scheidenflüssigkeit speist, die ja nicht nur ein Zeichen für Lust, sondern auch ein unverzichtbares Mittel für alle ist, denen der Eintritt zu diesem Gebiet erleichtert werden soll. In seinem Buch *Das bizarre Sexualleben der Tiere. Ein populäres Lexikon von Aal bis Zebra* schreibt Michael Miersch, nicht alle Säugetiere »sind gleich gebaut. Die weiblichen Beuteltiere zum Beispiel besitzen zwei innere Vaginen (und eine so genannte Pseudovagina medialis, in der die beiden anderen zusammenlaufen, um schließlich in einer gemeinsamen Öffnung zu münden), während bei vielen Insekten wie Spinnen und anderen wirbellosen Tieren die Vagina äußerst kompliziert ist, aus Schichten, Klappen, Verengungen, Windungen und Biegungen besteht, die – nach dem Prinzip Schlüssel und Schlüsselloch – die Paarung mit männlichen Tieren anderer Rassen praktisch unmöglich macht.«

Wie Sie sehen, ist hier alles sehr hygienisch. Die Vagina braucht keine eigene Putzfirma, sie achtet schon selbst darauf, dass alles ordentlich und sauber bleibt. Nur manchmal muss der Arzt vaginale Spülungen verordnen, die ansonsten das Gleichgewicht dieses wunderbaren Naturparks bloß stören würden.

Meine Damen und Herren, wir verlassen die Vagina nun wieder und kommen zum Gebärmutterhals, einem äußerst verkehrsreichen Ort, wo reges Kommen und Gehen herrscht: Föten, Menstruationsblut und männlicher Samen geben sich die Türklinke in die Hand. Der eine kommt, der andere geht, und die Einbahnregeln werden ständig geändert. Unter www.olografix.org kann man im Internet lesen, dass der Gebärmutterhals ein sehr enger Durchgang ist, der dem Ende eines Schilfrohrs ähnelt und an eine Nasenspitze oder an ein Kinn mit Grübchen erinnert. Was für ein sympathisches Gesicht!

Hier wird ein besonderer Schleim produziert, der während des Zyklus seine Konsistenz verändert und so Aufschluss über die fruchtbaren und unfruchtbaren Tage gibt; die Untersuchung dieses Schleims stellt eine Möglichkeit der Schwangerschaftsverhütung dar, die so genannte »Billings-Methode«.

Nur noch ein kleines Stück, dann können wir uns ein bisschen ausruhen. Da wären wir, endlich haben wir diesen engen Ort verlassen und befinden uns in einer großen Höhle, die einer auf den Kopf gestellten Birne ähnelt. Wir sind nun in der Gebärmutter, deren Länge im Ruhezustand zwischen sieben und zehn und deren Durchmesser ungefähr fünf Zentimeter beträgt. Während der Schwangerschaft verwandelt sie sich in ein Miniappartement von dreißig Zentimetern, um den Fötus aufzunehmen, der sich dort für neun Monate einmietet: bei gleichbleibendem Mietpreis, ruhiger Lage und autonomer Heizung, versteht sich. Was will man mehr? Natürlich ist es hier nicht gerade hell, werden Sie sagen, dafür gibt es aber Essen auf Rädern. Die Wände sind robust und bestehen aus drei Schichten: dem Peritoneum (dem Bauchfell) ganz außen, dem sehr elastischen und starken Myometrium (der Gebärmutterwand) in der Mitte und dem Endometrium (der Gebärmutterschleimhaut), vor dem wir hier gerade stehen und in das sich die befruchtete Eizelle einnistet. Findet hingegen keine Befruchtung statt, bekommt die Gebärmutterschleimhaut eine Identitätskrise, löst sich ab und macht sich mit dem erstbesten Monatsfluss auf und davon. Und jeden Monat das gleiche Lied. Doch jedes Mal überlegt sie es sich wieder und bildet sich aufs Neue. Nicht zum Aushalten, glauben Sie mir.

Wenn Sie genau hinhören, können Sie von oben eine wundervolle Musik hören. Da wohnt nämlich ein ausgezeichneter Tubaspieler, Maestro Falloppio, wenn ich mich nicht irre.

Aber nein, gnädige Frau, das war doch nur ein Scherz. Die Eileiter, auch Tuben oder fallopian tubes genannt, können zwar recht viel, doch Tuba spielen können sie auf keinen Fall. Es gibt zwei Eileiter; sie sind etwa zehn Zentimeter lang, befinden sich am oberen Ende der Gebärmutter und verbinden diese mit den Eierstöcken. Sehen Sie, hier wird es enger. Hier beträgt der Durchmesser der Eileiter nur noch einen Millimeter, maximal zwei. Am Ende werden sie wieder weiter und nehmen eine trichterartige Form an. Und genau an dieser Stelle macht sich die Eizelle auf die Reise. Unter www.olografix.org kann man im Internet lesen, dass »die Innenwände mit kleinen Härchen, auch Flimmerzellen genannt, bedeckt sind, die sich gemeinsam mit den Eileitern leicht zusammenziehen, um den Eitransport in die Gebärmutter zu gewährleisten. Interessant ist, dass sich die Samenfädchen im Eileiter in genau entgegengesetzter Richtung bewegen. Das bedeutet also, dass nur ein ausgereifter und entwickelter Samenfaden imstande ist, diese Reise auf sich zu nehmen.« Oder, wie es Gigi Proietti in dem Theaterstück *A me gli ochhi, please* formulierte, »... das größte Arschloch von allen. Wenn es gerade am schönsten ist ... mein Liebling hier ... mein Schätzchen da ... warten Tausende kleiner schlauer Tierchen nur darauf, dir die Party zu versauen. Genau im schönsten Moment schießen sie unter wildem Juhuu-Gebrüll heraus und schreien: Der letzte zahlt! Doch nur einer, ein einziger, das größte Arschloch von allen, beißt am Ei an ... und du sitzt in der Falle!«

Und in der Falle, meine Damen und Herren, sitzen auch wir, wenn wir uns nicht schleunigst zum Ausgang begeben. Die Besichtigung ist zu Ende, draußen ist es bereits dunkel ... Außerdem besteht um diese Zeit immer die Gefahr, dass wer anderer diese Schluchten besuchen kommt, um sich ein wenig zu vergnügen. Ich versichere Ihnen, gnädige Frau, es ist an der Zeit das Feld zu räumen. Um diese Zeit kommen nur Flegel herein, mit denen man nicht vernünftig reden kann. Sie spucken einem ins Gesicht und hauen wieder ab.

4. KAPITEL

Das Rote Meer
oder Das Tabu der Menstruation

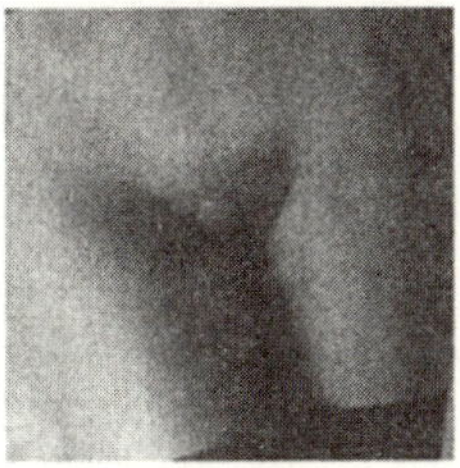

Ich kann mich sehr gut erinnern, wie es war, als ich entdeckte, dass es ein großes kleines Geheimnis namens »Menstruation« gab. Damals war ich mit Luisa zusammen, die mehr als eine Freundin, aber weniger als eine Verlobte war. Was für eine Zwickmühle: Sie gab mir zwar keinen totalen Korb, verweigerte mir aber auch ein himmlisches »Ja«, bis uns ihre Mutter eines Nachmittags allein zu Hause ließ: »Luisa, mach ja keine Dummheiten!« »Keine Sorge, Mama, ich habe sowieso meine Tage.«

Meine Tage! Wahrscheinlich ist sie gereizt, dachte ich, und jeder Annäherungsversuch ist zwecklos. Mit einem Wort, ich würde wieder leer ausgehen. Wie in der Schule in der Mathematikstunde war ich zum richtigen Ergebnis gekommen, allerdings auf völlig falschem Weg. Schwein gehabt! Oder Instinkt. Nennen Sie es, wie Sie wollen.

Als sie nach zwei, drei Tagen noch immer »ihre Tage« hatte, versuchte ich sie unbeholfen dazu zu überreden, sich mir anzuvertrauen und mir zu verraten, was für ein grundlegendes existenzielles Problem sie denn bedrückte, aber logischerweise verstand sie nicht, wovon ich sprach. »Was soll das heißen?«, fragte ich. »Seit drei Tagen behauptest du, du hättest deine Tage.« So erfuhr ich also die nackte Wahrheit, die einem die Mädchen so »zartfühlend« ins Gesicht sagen, wenn man in Schwierigkeiten ist... Und ich verlor Luisa, denn ich hatte nicht mehr den Mut, mich noch einmal mit ihr zu treffen.

Die Wahrheit hat ihren Preis. Ich hatte meinen dafür gezahlt, und endlich wusste ich, was es mit der Menstruation auf sich hatte. Eine Tatsache, die mir im Grunde nur zugute kommen konnte.

Menstruation. Ein schreckliches Wort, noch schlimmer als Vagina oder Vulva. Unsere verehrte SIE hat wirklich kein gutes PR-Büro!

Und was gibt es sonst für Bezeichnungen? Wollen Sie sie wirklich hören? Regel, Menses, Menarche. Zum Glück gibt es den Orient, der Begriffe geprägt hat wie »Monatsgeschäft«, »monatlicher Besucher«, »Regelfluss«, »Pfirsichblütenfluss«, »roter Schnee« oder »roter Schwall« (was vielleicht ein wenig übertrieben ist). Insgesamt gefällt mir aber immer noch der Begriff einer Freundin am besten, die die Regel schlicht und einfach »Brunelle« nannte – was im Italienischen eine Blume, aber auch einen Rotwein bezeichnet.

Aber gehen wir der Reihe nach vor, damit wir verstehen, wovon wir eigentlich sprechen. »Bei den Frauen«, schrieb Aristoteles in Bezug auf die Pubertät, »schwellen die Brüste an und die so genannte Menstruation setzt ein. Es handelt sich dabei um einen Blutstrom, wie wenn man einem Tier die Kehle durchschneidet. Weißlicher Ausfluss lässt sich jedoch auch bei sehr jungen Mädchen beobachten, vor allem wenn sie flüssige Nahrungsmittel zu sich nehmen, die das Wachstum behindern und dazu führen, dass sie an Gewicht verlieren. Die Monatsblutung setzt für gewöhnlich ein, wenn sich die Brüste bereits zwei Finger breit vorgewölbt haben. Manche Mädchen haben größere, manche kleinere Brüste. Kurz vor dem Auftreten der ersten Regelblutung ist besonders viel Körperflüssigkeit vorhanden, sodass die Brüste sich wölben, bis die Flüssigkeit hervorbricht und abfließt. Und so behalten die Brüste die Form, die sie bisher angenommen haben. Auch bei den Mädchen verändert sich die Stimme zu diesem Zeitpunkt und wird tiefer. In diesem Alter empfiehlt es sich, die Mädchen so gut wie möglich zu überwachen, denn das Verlangen erreicht seinen Höhepunkt, sobald sie imstande sind, Lust zu verspüren. Und wenn sie sich nicht hüten, die von den Veränderungen ihres Körpers gesteckten Grenzen auch nur um ein weniges zu überschreiten, und sich ganz der Lust enthalten, werden sie den einmal eingeschlagenen Weg auch weiterhin beschreiten. Mädchen, die sich sehr früh der Lust hingeben, werden tatsächlich immer lasziver … Denn einerseits werden die Gänge immer weiter, was wiederum deren Befeuchtung erleichtert, andererseits ruft die Erinnerung an die einmal verspürte Lust das Verlangen hervor, sich immer wieder aufs Neue zu vereinigen, um die Lust immer wieder aufs Neue zu verspüren.«

Meistens tritt die erste Menstruation, auch »Menarche« genannt, in der Pubertät auf und markiert eine tief reichende Veränderung im weiblichen Körper, der nun fast die Geschlechtsreife erreicht hat. Der weibliche Körper ist jetzt auf Fortpflanzung eingestellt, bereitet sich auf die Befruchtung vor und setzt einen Prozess in Gang, der zum Eisprung führt: Mit einem Wort, die Eizelle tritt aus dem reifen Follikel aus und bummelt ein wenig vor sich hin, in der Hoffnung, auf einen Samenfaden zu stoßen und sich in der Nähe der Gebärmutterschleimhaut ein bisschen zu vergnügen. Lässt sich der Abend jedoch schlecht an und die Samenfäden bleiben aus (die Armen waren vielleicht tatsächlich zur Party erschienen, wurden aber gegen eine Gummiwand gepresst oder in einer riesigen Latexkappe gefangen genommen), macht die Gebärmutterschleimhaut aufgrund mangelnder Nachfrage die Tore dicht, und die Eizelle rutscht traurig an die frische Luft. Die Würfel sind gefallen, und schon ist die Menstruation da!

Die Menstruation ist also nur der letzte Akt in einem Zyklus, der ungefähr achtundzwanzig Tage dauert und in zwei Abschnitten verläuft: Da ist zuerst einmal die »fruchtbare« Phase (beziehungsweise die Zeit der Hoffnung, aus der Sicht der Eizelle), worauf die Abstoßung erfolgt (beziehungsweise die Zeit der Enttäuschung), die vom Monatsfluss begleitet wird, der drei bis fünf Tage dauert und wobei ungefähr 50 bis 150 Hundertstelliter schleimigen Blutes ausgeschieden werden. Bleibt zum fälligen Termin jedoch alles ruhig, ist die Frau wahrscheinlich schwanger – aber auch nur wahrscheinlich, denn da gibt es noch die »Amenorrhöe«, eine Funktionsstörung, bei der die Regel völlig ausbleibt. Die »Oligomenorrhöe« hingegen bezeichnet eine Verringerung des Regelflusses, die »Dismenorrhöe« eine schmerzhafte Regelblutung.

Monatszyklus und Fruchtbarkeit finden ihren natürlichen Abschluss in der Menopause, wenn der weibliche Organismus sich entschließt, endlich einmal auszuruhen. Die Menopause setzt für gewöhnlich um das fünfzigste Lebensjahr ein.

All das erweckt auf den ersten Blick den Eindruck, ganz einfach, verständlich, vor allem aber natürlich zu sein. Und dennoch war die Menstruation im Laufe der Jahrtausende für den Menschen stets ein großes Geheimnis, das mit Angst, Tabus, absurdem Aberglauben und Legenden verbunden war. Plinius der Ältere zum Beispiel behauptete, während der Menstruation müsse sich die Frau von Wein fern halten, sonst würde dieser sauer, andere hingegen meinten, Messer würden stumpf, Bronze und Eisen würden rosten, Elfenbein und Spiegel würden ihren Glanz verlieren, Bäume und Pflanzen würden unfruchtbar werden, wenn sie mit einer menstruierenden Frau in Berührung kämen, und Hunde tollwütig, wenn sie an Menstruationsblut röchen.

Sandra Busatta (Hakomagazine@intercity.it) zufolge glaubten einige Eingeborenenstämme Nordamerikas, das Menstruationsblut stamme aus der Leber und die Frau würde es nach Beendigung des Zyklus in sich sammeln, um den männlichen Samen zu nähren, damit der Fötus entstehen könne. Die Ägypter hingegen meinten, das Menstruationsblut könne zur Herstellung von giftigen Zaubertränken dienen, gegen die es kein Gegengift gäbe. Die Hebräer wiederum glaubten, dass Speisen verderben, wenn eine menstruierende Frau sie berührt, während man in Teilen Amerikas meinte, dass ein Kuchen nicht gelingen könnte, wenn ihn die Frau während ihrer Tage zubereitete. Im angelsächsischen Sprachraum riet man den Frauen davon ab, während der Menstruation Früchte zu klauben, da diese verderben würden. Der Historiker Rancier erzählt, dass die chinesischen Frauen aus Tsinhai darauf achteten, nicht einen einzigen Tropfen ihres Menstruationsbluts auf den Boden fallen zu lassen, da sonst der Erdgeist zornig werden und das Mädchen in die Hölle verbannen würde. Etwas Ähnliches dachte man auch bei den Assini in Westafrika, wo es den Frauen untersagt war, Flüsse zu durchqueren, da sie sonst mit dem Zorn der Götter zu rechnen hatten.

Die Unwissenheit führte jedoch nicht immer zu einem negativen Urteil. Hin und wieder sah man die Menstruation auch unter einem positiven Aspekt. Plinius der Ältere erzählt zum Beispiel, dass in Kappadokien die menstruierenden Frauen von ihren Männern auf die Felder geführt wurden, weil man glaubte, ihre Anwesenheit würde die Ernte vor Würmern, Insekten, Küchenschaben und anderen Parasiten bewahren. In Europa glaubte man im Mittelalter, Regelblut sei ein starkes Aphrodisiakum und ein Mittel gegen Lepra. Im 19. Jahrhundert glaubte man in Frankreich (und in Kalabrien sogar noch Anfang des 20. Jahrhunderts), dass man einen Mann erobern konnte, wenn man ihm ein Glas Wein zu trinken gab, in dem ein Tropfen Menstruationsblut aufgelöst war.

Jahrtausende alter Volksglaube und Aberglaube haben in den diversen Epochen und Kulturen zu den verschiedensten Riten und Abwehrhandlungen geführt, doch den Höhepunkt all dieser Riten stellt zweifellos das Auftreten der ersten Menstruation dar.

Die nordamerikanischen Tlingit-Mädchen zum Beispiel mussten unbeweglich in ihrer Hütte verweilen, stehend, mit Ruß geschwärztem Gesicht und den Kopf in eine Matte gewickelt, um sich vor dem Licht zu schützen; da sie nicht einmal kauen durften, musste ein Familienmitglied diese Aufgabe für sie erledigen. Noch schlechter erging es den Ticuna-Mädchen, die nicht nur in eine Hütte gesperrt, sondern auch geschlagen wurden, und denen, vermutlich aus Gründen der rituellen Säuberung, einzeln die Haare ausgerissen wurden. Wenn Sie aber wissen möchten, wie es ist, wenn sich das Schicksal so richtig gegen Sie verschworen hat, dann stellen Sie sich vor, Sie wären in einem Indianerstamm in Kanadisch Kolumbien zur Welt gekommen, wo die Mädchen drei oder vier Jahre lang im Wald ausgesetzt wurden, und man meinte, es sei sehr gefährlich, ihnen zu begegnen, weil sie angeblich die Pfade verunreinigten, über die sie liefen. Den Indio-Mädchen in Bolivien hingegen ging es gut: Dort drückte man einem alten Weib einen Knüppel in die Hand und schickte es los, die Schlange zu töten, die das Mädchen gebissen und somit die erste Blutung hervorgerufen hatte.

Am besten trafen es allerdings die Mädchen in Tahiti, wo die erste Menstruation mit einem Freudenfest begrüßt wurde, weil man glaubte, dass den Mädchen das Blut zu Kopf gestiegen wäre und sie getötet hätte, wenn die Menarche nicht rechtzeitig aufgetreten wäre. Auch die Japanerinnen in der Heian-Zeit (794–1185 n Chr.) hatten es vergleichsweise gut: sobald die erste Regelblutung auftrat, spielten sie ein Spiel, bei dem sie mit einer seidenen Fahne im Gürtel durch ein Spalier von Männern liefen.

Der junge Mann, dem es gelang, die Fahne zu erhaschen, durfte sich mit dem Mädchen vereinigen.

Doch wie ist es hier bei uns, im wohlhabenden, freizügigen, liberalen Westen? Dazu die Erzählung eines achtzehnjährigen Mädchens aus Kalabrien, die vielen anderen Geschichten gleicht: »Bei mir passierte es zu Beginn des Schuljahres, als ich gerade elf Jahre alt war. Eigentlich war ich darauf vorbereitet und wusste, dass es passieren würde, denn meine Mutter hatte mir eine dicke Enzyklopädie über den menschlichen Körper geschenkt, in der ein Kapitel ganz der Sexualität und Fortpflanzung gewidmet war. Daraus erfuhr ich, wie ein Mann in mich eindringen und wie ich ein Kind zur Welt bringen würde. Eines Morgens wachte ich also auf und stellte fest, dass mein Slip mit einer dunklen, rötlichen Flüssigkeit beschmutzt war. Zuerst dachte ich an Durchfall und rief meine Mutter, doch die stotterte bloß: ›Ah … hast … du hast sie also gekriegt...!‹ Ein komisches Gefühl. Und als mir mein Vater am Abend lächelnd rosa Rosen überreichte, verging ich fast vor Verlegenheit, aber niemand sagte etwas, niemand sprach mit mir, weder meine Eltern noch meine Schwester. Die Welt draußen hingegen schien an meinem Gesicht abzulesen, was mit meinem ›Kartoffelchen‹ passiert war. Alle Erwachsenen, die ich kannte, sagten mir, dass ich jetzt eine Frau geworden sei, und ich wusste, dass sie Recht hatten. Gleichzeitig fühlte ich mich aber immer noch wie ein kleines Mädchen, ich wollte nicht erwachsen werden und erlebte diese Zeit wie ein Trauma. Ich schämte mich so, dass ich sogar eine Freundin, die viel mutiger war als ich und noch keine Monatsblutung hatte, bitten musste, Binden für mich zu kaufen.«

Aber das Leben der Gemeinschaft wird auch später noch, nach dem Auftreten der ersten Regelblutung, vom Zyklus bestimmt, was dazu führt, dass die Frau zeitweise isoliert wird. In verschiedenen Regionen Indiens zum Beispiel macht die Frau ihren Zustand öffentlich, indem sie einen mit Regelblut befleckten Schal um den Hals trägt; im alten China hingegen war es der Frau untersagt, während der Menstruation Hausarbeit zu verrichten und an religiösen Riten teilzunehmen. Sie musste das öffentliche Bad meiden und einen roten Punkt auf der Stirne tragen, zum Zeichen ihres körperlichen Zustands. Allerdings wurde die Frau nicht als »unrein« angesehen; sie galt lediglich als »anders« und man glaubte, dass sie auf wunderbare Weise mit überirdischen Kräften, vor allem denen des Mondes in Verbindung stand.

Es ist interessant, dass es auf der anderen Seite unserer Erdkugel ganz ähnliche Bräuche gab. In Angola zum Beispiel mussten sich die menstruierenden Frauen für die Dauer des gesamten Zyklus versteckt halten. Bei verschiedenen Eingeborenenstämmen Westafrikas wiederum hielt man die Frauen während der Menstruation zwar für krank und schloss sie deshalb vom alltäglichen Leben aus, andererseits wurden sie in die Hütten der anderen eingeladen, damit sie alles, was sie berührten, »segneten«.

Ferne Länder, ähnliche Bräuche. Die unterschiedlichsten Kulturen und Religionen verbindet eine ähnliche Auffassung in Bezug auf den weiblichen Zyklus. Bei den alten Persern, die Anhänger der Lehre des Zarathustra waren, war es einer menstruierenden Frau zum Beispiel verboten, mit Männern zu sprechen. Sie durfte weder in die »Heilige Flamme« noch in die Sonne blicken und sich nicht ins Wasser setzen. Selbst die katholische Kirche hielt es im Mittelalter für eine Sünde, wenn eine menstruierende Frau die Kirche betrat.

Bleibt also nur noch die Frage, wie die Gesellschaft und die verschiedenen Epochen es mit dem Geschlechtsverkehr während der Menstruation hielten. In der westlichen Welt war dies ein Tabu, an das sich selbst der Marquis de Sade hielt. In seinem Buch *Die Philosophie im Boudoir* sagt Madame De Saint-Ange, dass sich ihr Mann in zwölf Jahren nicht einen Tag enthalten habe, außer, wenn sie die Menstruation hatte. Während ihrer Tage sei sie von einem bezaubernden Mädchen ersetzt worden, das er selbst ausgesucht hatte, und alle waren zufrieden. In anderen Erdteilen ist oder war es jedoch anders. Bei verschiedenen Berberstämmen in Nordafrika führte man gerade während der Menstruation ein äußerst reges Sexualleben. Margaret Mead hingegen weist darauf hin, dass bei den Navajo-Indianern Geschlechtsverkehr während der Menstruation nur dann erlaubt war, wenn sie unbedingt ein Kind zeugen wollten, wobei darauf zu achten war, dass der Mann beim Verkehr immer oben lag, um nicht womöglich selbst schwanger zu werden. Etwas ganz anderes hingegen lehrt das Tantra, wonach das Menstruationsblut die Verkörperung der Lebensenergie darstellt, die immer nach unten fließt, weshalb der Mann nicht auf der menstruierenden Frau liegen darf, damit der Energiefluss nicht gestört wird. Zum Wohle des Mannes rät das Tantra zu einer Stellung, bei der die Frau oben liegt, damit das Blut und seine Energie frei fließen können.

Bei verschiedenen Indianerstämmen in New Mexiko ist dem Mann Geschlechtsverkehr mit seiner menstruierenden Frau verboten, selbst eine Woche nach Ende des Zyklus darf er sie bei Todesstrafe nicht berühren. Erst wenn die Frau nach Ablauf dieser Frist ein reinigendes Bad genommen hatte, durfte sie sich wieder mit ihrem Mann vereinigen. Das erinnert auch an die Schriften des berühmten griechischen Alchemisten Hermes Trismegistos, Autor des *Goldenen Traktats,* für den die Frau nach einer rituellen Waschung wieder »rein« und »jungfräulich« wurde.

Natürlich muss man auch im Islam ganz bestimmte Regeln befolgen: »Haltet euch den Frauen während der Menstruation fern«, heißt es beispielsweise in dem erst kürzlich erschienenen Buch *Arabische Geschichten der Gegenwart,* »und nähert ihnen euch erst, wenn sie gereinigt sind. Wenn sie gereinigt sind, so nähert euch ihnen von der Seite, die Gott euch befohlen hat, denn er liebt die Reuigen und Reinen.« Während dieser Tage darf die Frau weder beten noch fasten und auch keine Moschee betreten. Der Mann darf aber neben ihr liegen, sie umarmen und sie streicheln, nur nicht zwischen Bauchnabel und Knien.

Auch bei den orthodoxen Hindus sollte der Geschlechtsverkehr während der Menstruation vermieden werden, während der Taoismus empfiehlt, die Lust keinesfalls im Zaum zu halten. Der Theologe Thomas Sanchez (16. Jahrhundert) hielt den Geschlechtsverkehr während dieser Tage zwar grundsätzlich für sündhaft, tolerierte ihn aber, wenn dadurch eine Ehekrise abgewehrt werden konnte. Wie heißt es doch so schön: Jedes Gesetz hat seine Hintertür!

5. KAPITEL

Magie des Orients
oder SIE und die östliche Philosophie

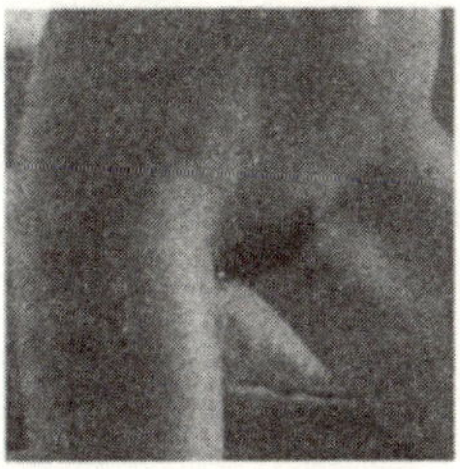

In einer alten Hinduschrift heißt es: »Stellen Sie sich das weibliche Geschlechtsorgan wie einen Opferaltar vor, die Schamhaare wie einen Grasteppich, die Haut wie den Schrein eines kostbaren Elixiers und die Lippen der *Yoni* wie die Zungen eines geweihten Feuers. Wer diesem Liebesaltar huldigt, dem werden alle Wünsche in Erfüllung gehen.« Ob das Aladins wahre Wunderlampe war?

Vor allem in alten indischen und chinesischen Schriften widmete man unserer SIE viel Aufmerksamkeit. Aber auch der Taoismus oder Tantrismus hielt hinsichtlich der Sphäre des Sexuellen eine Vielzahl von Pflichten, Ratschlägen und Regeln parat. Doch sehen wir uns zuerst einmal an, wie unsere Protagonistin in den verschiedenen Texten beschrieben wird. Der Historiker Douglas zitiert den Guru Padma Karpo, der schrieb, der untere Abschnitt des »mittleren Pfades« der Frau bestünde aus vier Teilen, wovon der erste »wie die Spitze eines Elefantenrüssels« aussieht, »der zweite wie die Windungen einer Muschel, der dritte ist von etwas Weichem versperrt und der vierte öffnet und schließt sich wie eine Lotusblume«.

Ende des 17. Jahrhunderts schrieb der arabische Schriftsteller Nimatullah Al Gazairi in seinem *Koitusbuch*, dass man im alten Indien vier Arten der Vagina unterschied: die Scham, die so weich und samtig ist wie eine Rosenblüte (und allen anderen vorzuziehen ist), die unebene, wie von Warzen übersäte Scham; die im Inneren gewundene Scham; und die, die so rau ist wie eine Ochsenzunge. Douglas wiederum zitiert den Hindutext Anagna Ranga, der aus dem 16. Jahrhundert stammt und von Kalyana Malla verfasst wurde, wonach es vier Typen gibt: die Lotusfrau, deren Vagina nicht mehr als dreizehn Zentimeter tief ist und deren Sekrete »wie eine soeben erblühte Lilie« duften; oder die Pferdefrau, deren Scheide nach Lotus riecht, höchstens zwölf Zentimeter tief ist und die nur schwer zum Orgasmus kommt. Weiters gibt es die »kunstfertige Frau«, deren *Yoni* nach Äpfeln duftet und die gerne nachts Liebe macht; die Muschelfrau mit ihrer stets feuchten und salzigen, oft von dichtem Flaum bedeckten *Yoni*, und schließlich die Elefantenfrau, die nur schwer zu befriedigen ist, weil ihre Yoni ungefähr fünfundzwanzig Zentimeter tief ist und intensiven Geschmack aufweist. Diese Beschreibung erinnert sehr an das *Kamasutra* aus dem alten Indien, das von dem Brahmanen Vatsayayana verfasst wurde, und in dem Männer und Frauen nach der Größe ihres Geschlechtsorgans eingeordnet werden: Hier gibt es den Hasenmann und die Hirschkuhfrau (mit einer sechs Fingerbreit tiefen SIE), den Stiermann und die Stutenfrau (neun Fingerbreit tief) und den Pferdemann und die Kuh- oder Elefantenfrau (zwölf Fingerbreit tief).

In *Die wunderbaren Reden des einfachen Mädchens*, einem Juwel der erotischen Literatur aus dem China des

16. Jahrhunderts, heißt es: »Die Frau, deren Vagina sich eher an der Vorderseite des Körpers befindet, eignet sich gut für kalte Winternächte. Der Mann kann auf ihr liegen und sich dennoch mit der bestickten Bettdecke zudecken. Für den Sommer eignet sich jedoch besser eine Frau, deren Vulva sich eher auf der Hinterseite des Körpers befindet, denn der Mann kann sie, auf einem kühlen Steinstuhl im Schatten eines Schilfdaches sitzend, von hinten nehmen, während sie ihm den Rücken zuwendet.«

Im alten China zerbrach man sich sogar den Kopf darüber, wie man das weibliche Geschlechtsorgan verkleinern könnte, wenn es für einen männlichen »Gast« unter Umständen zu groß war. Man versuchte es mit Tränken mit astringierender Wirkung, die man aus tierischen und pflanzlichen Stoffen gewann, worauf sich das Geschlechtsorgan ganz von selbst verengte. Der große Meister Tung Hsuan mahnte allerdings, sie nur mäßig anzuwenden, weil sich das »Zinnobertor« sonst möglicherweise für immer schloss. Hatte sich die *Yoni* hingegen in Folge einer Geburt gedehnt, so empfahl man der Frau ein schwefelhaltiges Präparat. Auch im *Kamasutra* werden diese Probleme behandelt, wie Smith richtig bemerkt: »Zuerst öffnet die Elefantenfrau die Schenkel, damit der Mann eindringen kann, dann zieht sie die Scham wie einen runzeligen Mund zusammen. Um einen Stiermann zu empfangen, zieht sie sich zusammen, aber ein Glied, das so klein ist wie das des Hasenmannes, erträgt sie nicht. Wird eine Stutenfrau von einem Pferdemann genommen, der sich für eine größere Öffnung eignet, muss ihre Scham sich weiten, während sie sich für einen Hasenmann zusammenzieht. Bei einem Stier, dessen Größe gut mit der ihren übereinstimmt, ist die Penetration hingegen einfach. Das Gleiche gilt für die Hirschkuh- und Elefantenfrau. Das

Geheimnis besteht darin, dass sie die Schenkel für größere Männer öffnet und für kleinere schließt.« Das *Ananga Ranga* gibt ein paar Übungen an, mit deren Hilfe es der Frau möglich ist, mit ihrer Vagina das männliche Glied wie eine Faust zu umfassen und sich je nach Bedarf zu öffnen oder zu schließen.

Sind die Fragen der verschiedenen Jahreszeiten und Größen einmal geklärt, kann man sich getrost in den sündigen Strudel der Lust stürzen, wobei die Chinesen mit ihrer detaillierten Beschreibung, wie die Goldene Lotusblüte Schritt für Schritt zu erobern sei, zweifellos den Höhepunkt der morgenländischen Lyrik darstellen. Reay Tannahill schreibt, Meister Tung Hsuan rate in seiner *Kunst des Liebens* zu einem langen Vorspiel, wobei der Jadestiel des Mannes zärtlich das kostbare Zinnobertor liebkosen solle, bevor er die edle Terrasse (Klitoris) und die Jadevenen (kleinen Schamlippen) berührt: »Ist das Zinnobertor erst richtig feucht, so ist es an der Zeit, die kräftige Spitze ins Innere zu stoßen. Ein sanfter Stoß ähnelt dem Zappeln eines Karpfens an der Angel, ein kräftiger Stoß erinnert an den Flug der Vögel gegen den Wind. Eindringen und sich wieder zurückziehen, sich vor und zurück, nach links und rechts bewegen. Nach rechts und links schlagen, wie ein tapferer General, der den Feind bezwingt. Langsam eindringen, wie eine Schlange, die sich in die Höhle schlängelt und in Winterschlaf fällt. Sich aufbäumen und in die Tiefe stürzen, wie ein großes Segelschiff, das dem Unwetter trotzt.« In seinem Buch *Das Tao der Liebe. Unterweisungen in altchinesischer Liebeskunst* erinnert Jolan Chang an die Worte des Philosophen und Taoisten Wu Hsien: »Der Anfänger sollte seine ersten sexuellen Erfahrungen mit einem nicht zu engen Jadetor machen. Mit so einer Frau ist es für den Mann leichter, zu lernen sich zu kontrollieren. Ist ihr Jadetor nicht zu eng, wird er auch nicht allzu große Erregung spüren.«

Tao und Tantra raten dem Mann, das Zinnobertor nach dem Geschlechtsverkehr nicht voreilig zu verlassen, sondern noch so lange wie möglich zu verweilen, um das Wesen des Weiblichen und seinen riesigen Vorrat an Mondenergie aufzunehmen und so neue Lebenskraft zu schöpfen. Die vom Yinpalast (Gebärmutter) produzierte Flüssigkeit heißt im Tao darum auch »Mondblumengewässer« oder auch »weißes Metall«, in anderen Schriften wird sie als »Mondenflüssigkeit« oder auch nur als »Liebessaft« bezeichnet (nicht zu verwechseln mit dem »Passionsfruchtsaft«, der in jeder Bar erhältlich ist). In allen Schriften wird auf die Heilkraft dieser Flüssigkeit hingewiesen: »Berühren seine Lippen die Yoni, so trinkt er an der Quelle der Unsterblichkeit und nährt sich von Kundalinis reiner Energie, der Schlange aus Licht und Energie, die den Körper von unten nach oben durchdringt und zur Offenbarung und höchsten Befreiung führt. Die Yoni ist wie ein Tor, das die Vergangenheit mit der Zukunft verbindet.«

Das führt uns unweigerlich zu den damit verbundenen Düften, die im Laufe der Jahrhunderte von vielen geschätzt, von genauso vielen aber geschmäht wurden. Der Philosophie des Yoga zufolge sind die Körpergerüche von der Lebensweise und den Gewohnheiten der jeweiligen Frau abhängig, verändern sich im Lauf des Zyklus und mit dem Grad der Erregung, sind für die einen ein Aphrodisiakum und für die anderen absolut unangenehm. Die Mohave Indianer in New Mexiko verabscheuen zum Beispiel den Geruch des weiblichen Geschlechtsorgans und weigern sich, es mit den Lippen zu berühren, weil sie glaubten, dass man davon erblinden könnte. Rancier wiederum berichtet, dass die Aitutaki-Frauen auf den Cook Inseln vor dem Geschlechtsverkehr von ihrem Partner einen Liebesbeweis forderten: Sie wuschen sich tagelang nicht und verlangten dann von ihrem Geliebten, sie »unten« zu küssen. Bestand der Mann die Prüfung, durfte er mit seiner Partnerin schlafen, sonst ... rannte er womöglich davon und übergab sich!

Im Mittelalter diente das Scheidensekret als sexuelles Lockmittel, das die Frauen sich hinter die Ohren tupften und auf den Hals des Mannes auftrugen, den sie erobern wollten. Heute sind diese natürlichen Düfte jedoch von Deodorants und durch den Gebrauch der Antibabypille völlig verdrängt worden. In seinem Buch *The Joy of Sex* schreibt der Amerikaner Alex Comfort: »Von Ihrem Duft kann man gar nicht genug schwärmen. Bringen Sie Ihrem Geliebten bei, Sie zu küssen. Sie haben zwei Münder, er nur einen!«

Die wohltuende Wirkung der weiblichen Körpersäfte beschränkt sich natürlich keinesfalls auf die Männer, sondern sie entfaltet sich auch im Verhältnis zwischen Frauen, wobei sich die Energie spendende Kraft sogar noch verdoppeln kann. Der arabische Schriftsteller Nimatullah Al Gazairi behauptete sogar, dass »manche Frauen sich aufgrund der unterschiedlichen Tiefe ihrer Vagina viel lieber miteinander vergnügen: Bei manchen Frauen ist die Vagina tief, bei anderen eher kurz; Frauen mit kurzer Vagina empfinden keine Lust; Lust entsteht erst dann, wenn das männliche Glied bis zur Gebärmutter vorstößt. Hat die Vagina hingegen die gleiche Länge wie das Glied, so kann dieses nicht bis zur Gebärmutter vordringen. Das ist der Grund, weshalb es die gleichgeschlechtliche Liebe bei Frauen gibt. Lust entsteht nicht in den äußeren Geschlechtsorganen, sonst wären alle Frauen lesbisch, sondern im Inneren der Vulva.« Daniel Reid, Autor von *Das chinesische Gesundheitsbuch,* ist hingegen der Meinung, dass die gleichgeschlechtliche Liebe bei Frauen ganz natürlich sei, denn wenn sich zwei weibliche Yin miteinander verbinden, was die Chinesen als »Säuberung des Spiegels« bezeichnen, und selbst wenn die Frauen dazu einen künstlichen Penis benutzen, ist es sehr wahrscheinlich, dass sie die dafür vorgesehene Öffnung wählen, wodurch sie eine noch größere sexuelle Energie freisetzen. Andererseits haben die heutigen Anhänger des Taoismus dank der strengen Auslegung der alten Schriften auch eine wunderbare Rechtfertigung für ihre Seitensprünge. Reay Tannahill schreibt, dass das männliche Prinzip durch den Verkehr mit verschiedenen Frauen gestärkt wird. Wechselt ein Mann also häufig die Partnerin, ist dies für ihn von großem Vorteil. Noch besser ist, wenn er in ein und derselben Nacht mit mehr als zehn Frauen schläft. Verkehrt ein Mann hingegen stets mit derselben Frau, verliert er am Ende immer mehr an Vitalität, bis sie ihm überhaupt nicht mehr zur Verfügung steht. Und schließlich fällt auch die Frau der Auszehrung anheim.

Für die vielen Seitensprünge hierzulande gibt es also zwei Erklärungen: Entweder gibt es mehr Taoisten als Katholiken oder die Welt ist von selbstlosen Menschen bevölkert, die unbedingt verhindern wollen, dass ihr Partner der Auszehrung anheim fällt!

Auf keinen Fall dürft ihr jedoch glauben, liebe Männer, dass wir die Spielregeln festlegen, denn in Wirklichkeit ist SIE es, die den Großteil unseres Lebens bestimmt. Und der Erkenntnis, dass »ein Mösenhaar mehr Zugkraft als ein Ochsenkarren« hat, wie es im Volksmund heißt, steht die östliche Weisheit gegenüber: »Om-mani padme-hum, Om-mani padme-hum, Om-mani padme-hum, Om-mani padme-hum«, was so viel heißt wie »Das Juwel befindet sich im Lotus«. Noch heute wird diese magische Formel rhythmisch ausgesprochen, beinahe auf autohypnotische Weise, wobei die Atmung einer strengen Kontrolle unterliegt, um den Energiefluss auf die Weltenseele zu richten.

6. KAPITEL

Alles, was Sie sich nie vorzustellen wagten (aber immer wussten…)

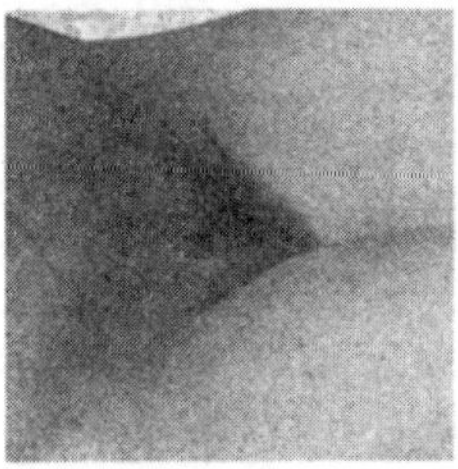

Im Zeitalter der Medien und der Globalisierung, wo alle alles über alle wissen, wie früher in den Mietshäusern, wo ein geschwätziger Portier dafür sorgte, dass alle auf dem Laufenden waren, lässt es sich fast nicht vermeiden, dass man oft die seltsamsten Dinge über unsere verehrte SIE erfährt. Meist handelt es sich dabei um lustige oder übertriebene, oft sogar peinliche Geschichten, die grotesk oder merkwürdig anmuten und oft das Ergebnis einer unersättlichen, ausschweifenden Fantasie sind. Nicht nur das Schamgefühl, sondern auch ein gewisser Überdruss haben mich bewogen, eine Auswahl zu treffen, ohne dabei das Universum, das die Autorin Anais Nin schlicht und einfach als »Venusdelta« bezeichnet, zu kurz kommen zu lassen. Ein Delta also, mit dem man heutzutage sogar zum Friseur geht, um ihm einen neuen Haarschnitt verpassen zu lassen, es rasieren oder sonstwie schmücken zu lassen – ein Brauch, der nur auf den ersten Blick modern und unkonventionell wirkt. Der arabische Schriftsteller Al Gazairi erzählt, dass der weise Yanàfis einmal gefragt wurde, was vorzuziehen sei, eine behaarte oder eine rasierte Vulva, und dass dieser geantwortet hätte: »Die behaarte Vulva kühlt die Sinne, löscht das Feuer und vertreibt die Lust; die rasierte hingegen weckt die Lust und entzündet das Feuer: So wird der Koitus lustvoller und befriedigt das Glied.« Der Autor fügt hinzu, dass »eine Frau mit Barthaaren meist auch eine sehr behaarte Scham hat. Ist der Raum zwischen Oberlippe und Nase jedoch gering, ist auch die Scham unbehaart.« Abschließend schreibt er, dass »eine nackte und rasierte Vulva wie eine Stute ist, der man den Schweif zu einem Zopf geflochten hat, um sie durch einen Fluss waten zu lassen. Sie erwärmt das Herz, richtet das Glied auf und verleiht ihm Kraft.« In der westlichen Welt hingegen erfreuen sich Schamhaare großer Beliebtheit. Die alten Griechen und Römer stellten ihre Statuen sowie die Figuren auf ihren Gemälden zwar ohne Schamhaare dar, im Mittelalter wird die Gewohnheit, sich die Schamhaare zu rasieren, jedoch aufgegeben, und nicht einmal den Kreuzrittern gelingt es bei ihrer Rückkehr aus dem Orient, sie wieder einzuführen. Viele Männer bevorzugen jedoch eine völlig rasierte Scham, wahrscheinlich weil die Vulva dann nicht mehr so raubtierhaft und bedrohlich wirkt. Hierzu gibt es eine Anekdote über den berühmten englischen Kunstkritiker John Ruskin: Dieser sei so schockiert gewesen, als er zum ersten Mal die dicht behaarte Scham seiner Ehefrau gesehen habe, dass er sich weigerte, die Ehe zu vollziehen.

Livia Cerini hat ein Buch über ihre Vagina geschrieben. Darin heißt es: »Leute, ich habe ein freundschaftliches, aber ernstes Wort mit meinem *Mäuschen* gesprochen: ›Hör mal, du Schlampe, glaubst du, du kannst immer so im Naturlook, unordentlich und zerzaust herumlaufen? Soll immer nur ich mich schick machen und aufmotzen?

Schau dich doch mal an, wie du herumhängst, total unfrisiert ... Dir fehlt's an Chic: Klar, die ungekämmten Haare sind o.k., sie sehen irgendwie wild aus, aber du bist sowieso schon wild genug, dich muss man eher zähmen. Lass mich nur machen, nachher wirst du mir Recht geben. Schau, was aus dem Plüschtier geworden ist ... ein Meisterwerk: Ein Herz mit Pfeil. Weg mit dem unschönen Zeug, etwas Gel und in der Mitte eine Silberpaillette, die sich gut vom Schwarz abhebt ... Ein Tropfen *Poison,* was Gift bedeutet. Sehr stilvoll. Also, was hältst du davon? Gefällst du dir?«

Doch zur Kosmetikerin geht unsere verehrte SIE nicht nur wegen ihres Haarwuchses, sondern auch um sich ein Tattoo verpassen zu lassen, wie die Frauen in Polynesien, die sich in allen möglichen Farben tätowieren lassen, um Unglück abzuwehren, oder um sich die Schamlippen mit Ringen verzieren zu lassen wie gewisse Eingeborenenstämme. Wussten Sie, dass Piercing schon bei den alten Ägyptern üblich war und dass sich die englischen Frauen im 19. Jahrhundert die Brustwarzen mit kleinen Ringen durchstechen ließen, weil sie glaubten, die Brust würde auf diese Weise länger rund bleiben?

Edgar Gregersen schreibt, dass »einige Völker eine ganz bestimmte Vorstellung von der Schönheit der Geschlechtsorgane hatten, was ganz im Gegensatz zu der Behauptung Freuds steht, Geschlechtsorgane könnten keinesfalls schön sein. Vor allem bei Völkern wie den Dahomey (heutige Republik Benin), den Kusaian, den Bewohnern der Marquesasinseln, den Ponapen von den Karolinen-Inseln Mikronesiens, den Tonga, den Trukesen und den Venda sind in die Länge gezogene Schamlippen sehr beliebt.« Dazu gehört auch die so genannte »Hottentottenschürze«, bei der die Hottentotten-Frauen ihre großen Schamlippen so weit dehnen, bis sie auf der Innenseite der Schenkel hinunterhängen.

Auch die Kgatla halten hängende Lippen (womit natürlich Schamlippen gemeint sind) für sehr erregend, und das Kgatla-Mädchen fängt schon früh an ihnen zu ziehen an, wobei sie sich von einer Freundin helfen lässt. Haben sich die Schamlippen bis zu einem bestimmten Zeitpunkt nicht verlängert, kein Problem! Dann tötet man ganz einfach eine Fledermaus, trennt ihr die Flügel ab, verbrennt sie und mischt die Asche mit Fett. Schließlich wird die Zaubersalbe auf ein paar Einschnitte in der Vagina geschmiert, und schon werden die Lippen so groß wie … Fledermausflügel. Batmans Wort!

Fragen des *Looks* also, aber nicht nur, denn wer glaubt, dass sich damit das Repertoire unserer SIE erschöpft hat, irrt gewaltig. Schon mal was von *popysmata* gehört? Das Wort kommt vom Griechischen *popysma* und bezeichnet – man höre, man höre! – einen Vaginalfurz! Bei Martial gibt es einen klaren Hinweis auf die *popysmata cunni,* andere Autoren sprechen von *flatus vaginalis,* im Italienischen spricht man von einer »Zwitschervulva«. Hören Sie doch einmal genau hin!

Wussten Sie außerdem, dass die Ejakulation nicht reine Männersache ist? Al Gazairi schreibt: »Die weisen Perser behaupteten, dass sowohl der Mann als auch die Frau ejakuliere. Die indischen Gelehrten hingegen hatten in diesem Zusammenhang unterschiedliche Auffassungen: Die einen glaubten, dass die Frau nicht ejakuliere, die anderen hingegen, dass sie während des Geschlechtsverkehres sogar mehrfach ejakuliere und am Ende dieselbe Lust empfände wie der Mann. Deshalb empfinde die Frau auch mehr Lust als der Mann. Andere wiederum waren der Meinung, dass die Frau zwar ejakuliere, aber nur einmal während des gesamten Geschlechtsaktes. Deshalb bevorzuge die Frau auch einen längeren Geschlechtsverkehr. Aber warum sollten sie einen längeren Geschlechtsakt bevorzugen, wenn sie doch bei der ersten Ejakulation genügend Lust verspürten?«

Im *Kamasutra* heißt es, dass die Frau während des Orgasmus unentwegt Ergüsse habe, die dem des Mannes sehr ähnlich seien.

Jahrhunderte sind vergangen, seitdem diese Behauptungen aufgestellt worden sind, und heute steht die weibliche Ejakulation außer Frage. Wobei nicht die Scheidenfeuchtigkeit, sondern regelrechte Ergüsse gemeint sind, die Ahnungslose schon mal mit einem unerwünschten (oder vielleicht sogar erwünschten?) »Goldregen« verwechseln könnten. Man darf nämlich nicht vergessen, dass einige Männer sich gerne mit dem Pipi eines Mädchen bespritzen lassen oder es sogar trinken, wobei sie dabei keinesfalls die angeblich gesundheitsfördernde Wirkung des Urin im Auge haben, wie sie gewisse Anhänger der Naturmedizin beschwören, die sich wiederum auf die Urintherapie beziehen, die im antiken Orient gang und gäbe war.

Beim Urinieren fällt dem kleinen Mädchen auch zum ersten Mal auf, dass es einen Unterschied zwischen sich und seinen Brüdern und Spielkameraden gibt, und es kann schon mal passieren, dass sie ihnen nacheifern und es genauso machen möchte, um nicht immer in die Hocke gehen zu müssen. Doch einmal abgesehen von zirkusreifen Ausnahmen (beziehungsweise von den Bräuchen der Urubu in Brasilien, bei denen die Frau im Stehen und der Mann in der Hocke pinkelt, damit man seine Penisspitze nicht sieht, was streng verboten ist), fällt der Versuch, die männliche Stellung beim Urinieren zu imitieren, zumeist buchstäblich ... »ins Wasser«, und zwar wegen der speziellen Form der Harnröhre. Kürzlich war in einem Werbespot eine Frau zu sehen, die neben ein paar Männern in einem öffentlichen Pissoir steht; wer weiß, ob uns das in Zukunft nicht bevorsteht. Uns armen, komplexbeladenen und verängstigten Männern bliebe dann wohl nichts anderes mehr übrig, als uns auf einen intimen Abend mit dem Duft eines Parfums vorzubereiten, das der Partnerin im wahrsten Sinne des Wortes den Atem verschlägt: »Vulvawasser«, zweifellos die Erfindung eines Cyber-Spaßvogels, der dazu auch noch den treffenden Slogan liefert: »Lassen Sie sich von seinem Duft verführen, tauchen Sie ein in seine Frische ... Für den Mann, der niemals fragen muss, weil er stets eine dabei hat.« Aber bitte nicht mit dem blonden Transvestiten namens Vulva verwechseln, einer Figur aus dem Theaterstück *Pork*, das in den wilden Siebzigern von Andy Warhol und Anthony Ingrassia in London inszeniert wurde. Und erschrecken Sie auch nicht, wenn Sie in intimen Momenten aus der Ferne ein feines Klingeln hören (außer natürlich, Sie befürchten die Ankunft eines eifersüchtigen Partners), es könnte sich um chinesische mien-ling, auch Liebesglöckchen genannt, handeln. Das sind kleine, hohle, klingende und vibrierende Kugeln, die im Orient an einem ganz bestimmten Ort eingeführt werden, wo man sie nie vermuten würde. Diese himmlischen Klänge unterscheiden sich natürlich stark von denen der Rockgruppe »Combat Vulva«. Das glauben Sie mir nicht ? Dann surfen Sie doch einfach ein bisschen im Web unter www.rete039.it, und Sie erfahren auch die Namen der Spaßvögel, die in der Band spielen: Matteo Casotti – Gitarre, Jonathan Lathiere – Schlagzeug, Alessandro *tout court* – Bassgitarre. Bestimmt spielt die Band eine »vibrierende« Tanzmusik, vielleicht sogar mit vielen

Auf- und Abbewegungen. Wenn Sie in den unvorhersehbaren Gewässern des Webs noch ein wenig weitersurfen, finden Sie ungewöhnliche Sites wie www.fotze.de, www.pussy.de, www.muschi.de oder www.ficken.de und vieles mehr.

Wie Sie sehen, hält auch unsere verehrte SIE mit dem Fortschritt mit, bevölkert Cyber-Welten und ist bereit für virtuellen Sex. Doch im Grunde ist all das nur äußerer Schein, denn in Wirklichkeit hat sich für unsere verehrte Dame nicht viel verändert, wie eine alte babylonische Geschichte beweist: Eine alte Nutte, die von ihren Kolleginnen verlacht und bereits abgeschrieben worden war, lässt sich nicht unterkriegen und erwidert, ihr »Arbeitsgerät« sei noch völlig in Ordnung und funktioniere wunderbar. Und wunderbar funktionieren, »incredibile dictu«, auch heute noch die »Arbeitsgeräte« der Teilnehmerinnen an den unterschiedlichsten Sex-Marathons. Im Januar 1980 berichtete der New Yorker Fernsehsender Canal J über einen Wettkampf im Privatklub Plato's Retreat, den eine Teilnehmerin gewann, die zweiundfünfzig Mal hintereinander Sex hatte. Das ist aber noch gar nichts im Vergleich zu den Leistungen beim World Fucking Cup 1990 in Amsterdam, einer echten Weltmeisterschaft, die jedes Mal in einer anderen europäischen Hauptstadt ausgetragen wird: Vor einem großen Publikum und laufenden Fernsehkameras durften sich vier Finalistinnen, unterstützt von dreihundertfünfundachtzig Freiwilligen auf einem enormen Bett, das extra für den Zweck konstruiert worden war, austoben. Ziel des Wettkampfes war es, innerhalb von zehn Stunden mit so vielen Männern wie möglich zu vögeln. An den Start gingen die junge Amy Vanderbilt, ihre hemmungslose Mutter Cleo Vanderbilt, die feurige Sonja Van Achter und Anja Innocent. Um jeden einzelnen

Geschlechtsverkehr mitzählen zu können, den korrekten Ablauf des Wettkampfes zu gewährleisten und gleichzeitig dem Publikum die Möglichkeit zu geben, die Wettkämpfe in allen Details mitzuverfolgen, hatten sich die Organisatoren eine sehr einfache, aber wirkungsvolle Methode einfallen lassen. Die Präservative der Mitwirkenden wurden nacheinander an vier großen, nummerierten Tafeln aufgehängt und mit fortlaufenden Nummern versehen. Nach achtundsiebzig Runden warf Sonja Van Achter als Erste das Handtuch, Anja Innocent gab nach achtundachtzig Männern auf, während Familie Vanderbilt zu einem fesselnden Endspurt ansetzte, bei dem Mama Cleo mit hundertfünf Männern auf dem zweiten Platz landete und Amy mit hundertvierzehn Männern den Sieg errang.

Schade, dass Dr. Sapiero Porri diese vier unermüdlichen Finalistinnen nicht zu seinen Patientinnen zählen durfte, er hätte finanziell sicherlich davon profitiert: In einem Artikel der Zeitschrift *Playmen* aus dem Jahre 1977 stand: »Das französische Gesundheitswesen hat den bekannten Gynäkologen Dr. Porri aus Nizza verklagt, der den französischen Krankenkassen mehr als umgerechnet tausendfünfhundert Mark in Rechnung gestellt hatte, weil es ihm angeblich gelungen war, mit Hilfe eines Vibrators zahlreiche Frauen von ihren Orgasmusstörungen zu befreien. Durchschnittspreis für jeden Orgasmus: Fünf Mark! Er hatte also circa dreihundert Orgasmen in Rechnung gestellt.« Bedenkt man, dass Amy Vanderbilt und ihre Kolleginnen an einem einzigen Tag insgesamt dreihundertfünfundachtzig Orgasmen zusammenbrachten, dann stellen Sie sich mal vor, welche astronomische Summe Dr. Sapiero Porri von der Krankenkasse hätte fordern können!

Im Tierreich gibt es jedoch Rekorde, bei denen selbst die Teilnehmer der verschiedenen Sex-Marathons vor Neid erblassen würden. Das Birkhuhn zum Beispiel kann sich in zwölf Stunden bis zu hundert Mal paaren, während es die Kanalratte in sechs Stunden auf fünfhundertmal bringt. In Amerika gibt es ein Insekt, das nicht umsonst den Spitznamen Liebesinsekt trägt, bei dem der Geschlechtsverkehr schon mal sechsundfünfzig Stunden dauern kann; die akrobatischen Pygmäen – keine Afrikaner, die im Zirkus auftreten, sondern Beuteltiere – schaffen es nur bis zu zwölf Stunden. Hoffentlich erfahren das nie die Hummer: Nach einem einwöchigen Vorspiel dauert ihre Paarung gerade mal fünf Sekunden. Und wie sieht es mit den Aalen aus? Sie paaren sich nur einmal im Leben!

Aber kehren wir zurück zu den menschlichen Darbietungen beim World Fucking Cup. Glauben Sie ja nicht, dies sei eine Ausgeburt unserer maßlosen und perversen Zeit – auch auf der Osterinsel und den Marquesasinseln gab es sexuelle Riten, bei denen die Frauen öffentlich Gruppensex hatten und stolz auf die Anzahl ihrer Partner waren; genauso ist es auch heute noch bei dem Eingeborenenstamm der Murngin in Australien anlässlich der Gunabibi-Riten. Der Historiker Lance Rancier schreibt dazu weiter, dass in Indien während des Fruchtbarkeitsfestes die Frauen der Coimbatore, der Karamadài und der Jungingatta mit möglichst vielen unbekannten Männern Sex hatten, um fruchtbarer zu sein. Einmal abgesehen von den römischen Bacchanalien gab es bereits im 17. Jahrhundert in England, Schottland und Frankreich regelrechte Sexclubs, bei denen man sogar Mitglied sein musste. Eine Besucherin des Pariser Clubs *Les Aphrodites* gestand, in zwanzig Jahren fast fünftausend Männer gehabt zu haben; eine geradezu lächerliche Leistung, denkt man an Madame De Saint-Ange aus *Die Philosophie im Boudoir* von Marquis de Sade: »Während meiner zwölf

Ehejahre habe ich wahrscheinlich mehr als zehn- oder zwölftausend Männer gehabt.«

Die Herrschaft unserer verehrten SIE über IHN, der zweifellos viel beschränkter ist, scheint also unangefochten. Das Ergebnis von Amsterdam 1990, wo auf vier Frauen dreihundertfünfundachtzig Männer kamen, bringt wohl den großspurigsten Zipfel zum Schweigen, der noch dazu durch jede Menge Gegenstände ersetzt werden kann, wie sie in jedem Supermarkt erhältlich sind. Das *Kamasutra* zum Beispiel gibt an, wie man das Begehren mithilfe von Früchten, Gemüse, Wurzeln oder anderen Naturprodukten in Phallusform befriedigen kann. In einer japanischen Schrift heißt es sogar, man solle die Früchte vorher erwärmen, während andere Autoren wiederum die Empfehlung abgeben, nur solche Früchte zu verwenden, die einem auch wirklich schmecken, damit man sie hinterher auch verzehren kann. Liebhaber flambierter Früchte sind jedoch aufgefordert, die Finger davon zu lassen! Im Taoismus gibt es sogar einen kuriosen Brauch, der kinderleicht nachzuahmen ist: Man nehme frische Datteln, lasse sie achtundvierzig Stunden lang reifen und verzehre sie dann bei Zimmertemperatur. Doch aufgepasst! Die Datteln dürfen nur in einer feuchten, dunklen und weichen Schlucht heranreifen. Verstanden?

Weibliche Vorherrschaft also, was Ausdauer, Fantasie, vor allem aber Elastizität betrifft. Wie sollte man sonst die kühne Muskelarbeit der thailändischen Erotiktänzerinnen beschreiben? Tuck, die berühmte Tänzerin und Königin des Pariser Nachtclubs *400 Coups*, war imstande, sich Kugeln jeglicher Art und Größe einzuführen, sie konnte mit ihrer Vagina eine Kerze ausblasen und rauchen, indem sie sich eine Zigarette zwischen die Schamlippen steckte, wie ein eindrucksvolles Foto zeigt, das 1976 in der vierten Ausgabe der Zeitschrift *Playmen* erschien. Der Pornofilm hat all diese bizarren Dinge aufgegriffen, doch gelegentlich kann man Derartiges auch in Filmen wie *Stadt der Frauen* von Federico Fellini entdecken: Während eines Festes bei dem reichen Katzone legt sich eine der Damen auf den Fußboden und saugt mit ihrer SIE zahlreiche Ping-Pong Bälle auf, nachdem sie einen merkwürdigen Ton von sich gegeben hat. In puncto Elastizität kann allerdings keiner Miss Doll schlagen, die Margherita Xeconti in einem Artikel in der Zeitung *La Repubblica delle donne* als »schön, groß, jung, dunkelhäutig und mit grünen Augen« beschreibt. »Aber sie kann auch blond oder rothaarig sein, blaue oder graue Augen, kurze oder lange Haare haben. Sie passt sich allen Wünschen an. Und ... sie sagt niemals nein.« Doll ist eine Puppe, die neueste Generation der so genannten aufblasbaren Puppen, die eine Art Revolution auf dem Gebiet darstellt. Sie wurde von dem Amerikaner Matt McMullen entwickelt und kostet fast zwölftausend Mark. »Außerdem«, schreibt Margherita Xeconti, »wiegt sie so viel wie eine echte Frau, kann jede beliebige Stellung einnehmen (wenn man sie so im Wohnzimmer sitzen sieht, verspürt man als wohlerzogener Mensch erst einmal den Wunsch, sie zu begrüßen), hat seidiges Haar und eine angenehm duftende Haut. Beckenbreite, Haut- oder Augenfarbe sowie Make-up und Form der Fingernägel können frei gewählt werden. Das Schamhaar kann nach Belieben frisiert und sogar gänzlich abrasiert werden.«

Dann gibt es aber auch noch diejenigen, die ständig wechselnden Partnern oder den Gegenständen aus dem Supermarkt etwas ganz anderes vorziehen ... Da dies aber ein etwas peinliches Thema ist, sollten wir es vielleicht mit einem Witz entschärfen: Ein kleines Hündchen und eine große Dogge unterhalten sich im Wartezimmer des Tierarztes. Der kleine Hund gesteht traurig der Dogge, dass er kastriert werden soll, weil er sich an seiner Herrin vergangen hat, als sie nackt durchs Haus gelaufen ist. Da gesteht ihm die Dogge, dass sie aus demselben Grund beim Tierarzt ist, aber ... um sich die Nägel schneiden zu lassen!

Wie Sie sicher bemerkt haben, geht es hier um Sexualpraktiken, die man allgemein als Zoophilie bezeichnet und die es seit Menschengedenken gibt, die jedoch eindeutig von Männern bevorzugt werden. Michael Miersch schreibt dazu, dass »Alfred Kinsey zufolge in Amerika in den vierziger Jahren acht Prozent der Männer und dreieinhalb Prozent der Frauen auf irgendeine Weise sexuelle Erfahrungen mit einem Tier hatten. Unter den jungen Farmern waren es sogar vierzig bis fünfzig Prozent.«

Auch in der Mythologie gibt es diesbezüglich viele Hinweise, etwa die Geschichte von Cefalus, dem das Orakel prophezeite, er würde sich mit dem ersten Lebewesen paaren, das ihm begegnete (das Schicksal wollte, dass ihm eine Bärin über den Weg lief), oder die von Pasifae, die anordnete, man möge eine hölzerne Kuh bauen, damit sie sich mit einem Stier paaren konnte (neun Monate später wurde der Minotaurus geboren, ein menschliches Wesen mit Stierkopf). Vieles deutet jedoch darauf hin, dass es bereits in der Antike Zoophilie gab. In Ägypten etwa war es im Rahmen bestimmter religiöser Zeremonien vorgesehen, dass die Frauen sich mit einem Ziegenbock, der so genannten Heiligen Ziege von Mendas, paarten. In den Überlieferungen von Diodorus Siculus wiederum heißt es, dass die Ägypter nach dem Tod des heiligen Stiers, der den Gott Apis darstellte, ein neues Tier in ein heiliges Gehege führten, wo es vierzig Tage lang nur von Frauen umgeben sein durfte. Die auserwählten Frauen hoben ihre

Kleider und zeigten dem Stier die Vulva, um seine Männlichkeit zu stimulieren.

Im alten Griechenland musste sich das Mädchen, das jedes Jahr neu gewählt wurde, um die Königin Archon darzustellen, in einem Stall mit einem Stier paaren; im alten Rom waren solche Bräuche zwar äußerst verpönt, dennoch gab es sie, wie Darstellungen auf Vasen bezeugen, die zum Teil sehr humorvoll und vielleicht sogar von Apuleius' *Metamorphosen* inspiriert waren. Im ersten Jahrhundert n. Chr. erzählt Juvenal in seiner *Satira Sesta*, dass die römischen Frauen, die dem orgiastischen Kult der Göttin Bona geweiht waren (von dem auch Plutarch in seiner Biografie *Das Leben Cäsars* spricht), ganz versessen darauf waren, sich mit jedem x-beliebigen männlichen Wesen zu vereinen, das ihnen über den Weg lief. War kein Mann in der Nähe, »so zögerten sie nicht, ihr Hinterteil einem Esel hinzuhalten«.

In seinem Buch *Sesso senza rete. L'erotismo in India dalla mitologia di Varuna allo yoga tantrico* (Grenzenloser Sex. Die Erotik in Indien, von der Mythologie der Göttin Varuna bis zum Tantra-Yoga) beschreibt Marco Menicocci die Liebesrituale der Göttinnen Indra, Mitra und Veruna, zu denen auch das archaische »Pferdeopfer« gehörte: »Gleich nachdem das Pferd erstickt worden ist, paarte sich die Hauptfrau des Herrschers in aller Öffentlichkeit mit dem Tier. Die Bedeutung dieses simulierten Koitus, bei dem die Frau von den Priestern und den anderen Ehefrauen des Herrschers angefeuert wurde, lag darin, zu beweisen, dass die Sexualität über den Tod hinausging. Der Triumph der Sexualität und des Lebens über den Tod.«

Als sich in Europa schließlich das Christentum durchsetzte, versuchte man mithilfe von Gesetzen, die Zoophilie in jeder Hinsicht zu unterbinden. Im Jahr 1601 wird die sechzehnjährige Claudine de Culam mitsamt ihrem unschuldigen Hund verurteilt, erhängt und auf dem Scheiterhaufen verbrannt, weil man ihr vorwarf, sich an dem Tier vergangen zu haben; das gleiche Schicksal ereilte einen Neapolitaner und seinen Esel; beide wurden des widernatürlichen Verkehrs beschuldigt. Ein ähnlicher Fall, der jedoch anders ausging, trug sich 1750 in Paris zu, wo Jacques Ferron gehängt wurde, weil er sich an seiner Eselin vergangen hatte. Das Tier entkam dem Galgen nur, weil die Äbtissin des Klosters Vauvres vor Gericht schwor, dass sie die Eselin seit Jahren kannte und das Tier keinesfalls freiwillig mitgemacht haben konnte, da es bisher stets keusch gewesen war!

Auch die Literatur, besonders die des 19. Jahrhunderts, strotzt nur so vor Anspielungen auf zoophile Praktiken. Da gibt es zum Beispiel das obszöne Werk *Gamiani ou deux nuits d'excès*, das Musset zugeschrieben wird. Darin wird erzählt, wie der stämmige Mastiff Medoro die unersättliche Gräfin Gamiani befriedigt; oder die berühmten *Memoiren einer deutschen Sängerin* von Wilhelmine Schröder-Devrient, worin immer wieder von den erotischen Spielen einer alten Tante mit ihrem Hündchen die Rede ist. Zu diesem Thema schrieb Daniele Cerri 1970 in einem Artikel für die Zeitschrift *Playmen*: »Die seltsame ›zoophile‹ Intimität zwischen Frauen und dem treuesten und intelligentesten Tier unter den Vierbeinern ist seit langem bekannt. Nicht umsonst nannte man in Polen die Schoßhündchen der Damen ›Franzuski‹ (was so viel wie französisch bedeutet). In Italien gab man diesen Tieren hingegen den nicht gerade euphemistischen Namen ›Schleckhund‹ – ein Hinweis auf ganz bestimmte, unaussprechliche Aktivitäten, zu denen die armen Vierbeiner von ihren lasterhaften Frauchen gezwungen wurden.« In seinem Buch *Sesso e amore* (Sex und Liebe) aus dem Jahre 1927 schrieb De Napoli: »Die Sekrete gewisser Schleimhäute werden von brünstigen Tieren aufgeleckt und manchmal sogar geschluckt, denn sie enthalten einen sexuellen Duft, der stark erregend wirkt. Das ist der Grund, weshalb man Tiere dabei beobachten kann, wie sie nicht nur die Sekrete der weiblichen Genitalien beschnüffeln, sondern diese auch auflecken und schlucken. Aus demselben Grund lecken sie auch die Schleimhäute, die diese Sekrete absondern. Auch die Hengste beschnüffeln und lecken die Vulva der Stute, bevor sie sie bespringen.«

Im Pornobereich finden wir in dieser Hinsicht ein unerschöpfliches Repertoire, wobei es sich bei den Protagonisten nicht mehr ausschließlich um des Menschen treuesten Freund, sondern um eine Vielzahl unterschiedlichster Tiere handelt. Sogar Insekten! Auf der Insel Ponapean, die zu der Inselgruppe der Karolinen in Mikronesien gehört, gibt es eine alte Sexualpraktik, die darin besteht, sich eine Ameise auf die Klitoris zu setzen und ungeduldig zu warten, bis man gebissen wird, weil der Biss ein kurzes, aber intensives Lustgefühl auslöst.

Manchmal werden Tiere jedoch auch zu Opfern. Marquis de Sade schrieb: »Der Truthahn ist ein köstlicher Leckerbissen, man muss ihm jedoch auf dem Höhepunkt die Kehle durchschneiden.« Im Fernen Osten hat man sich seinen Rat zu Herzen genommen, die armen Truthähne jedoch durch Schwäne ersetzt. Und um gleich beim Thema Truthahn zu bleiben: Zu Beginn des 20. Jahrhunderts rieten englische Ärzte ihren Patientinnen, die an Bleichsucht (eine besondere Form von Blutarmut) litten, sich Truthahnhälse einzuführen. Ein anderes, aber nicht weniger schreckliches Ende hätte in den Siebzigerjahren während einer Aktion des österreichischen Künstlers Otto Mühl beinahe eine englische Gans genommen. Fernanda Pivano beschrieb die Szene in einem Artikel mit dem Titel *Obszönitäten in London*: »Abgesehen davon, dass wie üblich auf der Bühne geschlachtet, ejakuliert, gefurzt, erbrochen, geblutet, uriniert und defäkiert wurde, war ihm Rahmen der blasphemischen Inszenierung auch vorgesehen, eine lebendige Gans zu schlachten, mit deren Eingeweiden der männliche Akteur die beiden nackten Akteurinnen masturbieren hätte sollen. Nur das rechtzeitige Eingreifen einiger Zuschauer rettete dem armen Tier im wahrsten Sinne des Wortes die Federn.«

Etwas besser erging es hingegen den Gerbilli, die in Texas ungewollt eine regelrechte Welle sexueller Perversion auslösten, die so genannte »Gerbillophilie«. Doch wer sind diese Gerbilli? Es handelt sich dabei um ein kleines, mausartiges Nagetier, das sich manche Frauen (und »mutatis mutandis« auch einige Männer) mithilfe eines Plastiktrichters einführen, um dann wollüstig zu spüren, wie es sich verzweifelt abstrampelt, um ins Freie zu gelangen. Jeder Kommentar zum Thema ist wohl überflüssig, unser Mitgefühl gilt ganz den armen Gerbilli, denen das Schicksal wahrlich übel mitgespielt hat. Doch vielleicht kommt auch für sie die Zeit der Vergeltung, in der sie unter der Führung eines kubanischen Bibers mit Baskenmütze und Zigarre die Revolution machen werden.

7. KAPITEL

Sport: Kurze Geschichte eines beschwerlichen Weges

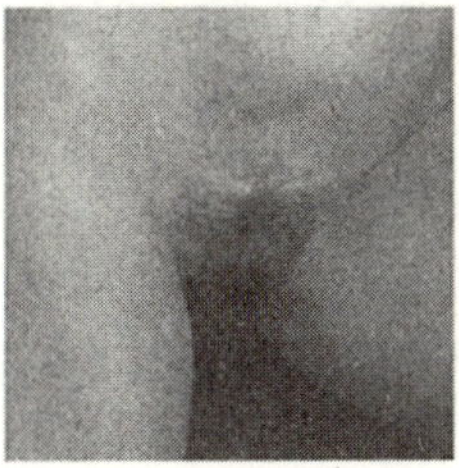

Die vielen Regeln deiner Palästra bewundere ich,
oh Sparta,
vor allem aber die Turnhalle der Jungfrauen,
die durch die körperliche Übung nicht entehrt werden
und wo
das Mädchen nackt unter den männlichen Kämpfern
weilt.

Wie einst Vergil Dante durch die Hölle geleitete, so sollen uns Properz' Verse durch das verzweigte Universum des Sports führen, wo *nackt das Mädchen weilt* und sich fragt, ob Vagina und Sport überhaupt vereinbar sind.

Seitdem es Menschen gibt, gibt es auch körperliche Aktivitäten, doch erst mit den großen antiken Kulturen entsteht Sport, wie wir ihn heute kennen, wobei die Ägypter den Anfang machten. Sport bedeutete für sie körperliche Entwicklung, Wachstum, Schönheit und Unterricht, und selbst Frauen nahmen regelmäßig an Übungen und Wettbewerben teil. Man ging davon aus, dass eine gesunde sportliche Betätigung auch die Gebärfähigkeit fördere, obwohl die Frau einen Monat nach der Niederkunft und während des Monatszyklus als unrein galt und deshalb nicht am sozialen Leben teilnehmen durfte. Wie bereits der Historiker Lance Rancier betonte, waren bei den primitiven Völkern Sport und Sexualität oft untrennbar miteinander verbunden: »Die Bewohner des südlichen Teils der Trobriand-Inseln verbanden Sport mit Sex. Männer und Frauen spielten Seilziehen, wobei die Männer an dem einen, die Frauen an dem anderen Ende zogen. Stürzte eine der beiden Mannschaften, so warfen sich die Sieger unter lautem Gebrüll (den so genannten *katugogva*-Rufen) auf die Verlierer, setzten sich rücklings auf sie, und fingen an, sich orgiastisch mit ihnen zu paaren.« Spricht man von Sport im Altertum, so meint man zweifellos Griechenland, wo Spiele und Wettkämpfe bereits an der Tagesordnung waren, lange bevor es die Olympischen Spiele gab. Besonders erwähnenswert im Hinblick auf unser Thema sind die so genannten Jungfrauenspiele, die alljährlich von den Argivern abgehalten wurden, um den Danaiden-Mythos zu erneuern: Die Danaiden hatten auf Befehl ihres Vaters Danaos ihre Ehemänner/Cousins in der Hochzeitsnacht getötet. Nur Ipermestra widersetzte sich dem väterlichen Befehl und wurde zur Strafe eingesperrt. Doch Aphrodite befreite sie und überzeugte Danaos, von seinem Vorhaben abzulassen. Die anderen Töchter, die ihre Gatten getötet hatten, heirateten daraufhin die Sieger der von Danaos ins Leben gerufenen Wettkämpfe. Aldo Aledda schreibt, dass sich zum »ersten Wettkampf nur wenige Teilnehmer meldeten, obwohl Danaos festgelegt hatte, daß die Sieger in der Reihenfolge ihrer Platzierung freie Brautwahl hatten. Doch die meisten wollten vorsichtshalber die Hochzeitsnacht abwarten, um zu sehen, ob die Ehemänner tatsächlich überlebten. Als dies tatsächlich der Fall war und sie zudem glücklich und zufrieden waren, nahmen am zweiten Wettkampf fast zu viele Bewerber teil.«

Wie bereits gesagt, waren es die alten Griechen, die dem Sport zu neuen Dimensionen verhalfen, wobei die Ereignisse des Jahres 776 v. Chr. zweifellos den Grundstein dafür legten: Damals schuf man am Fuße des Olymp einen heiligen, dem Gott Zeus geweihten Raum, wo die ersten Olympischen Spiele ausgetragen wurden. Die Frauen von Athen waren unter Androhung der Todesstrafe von den Spielen ausgeschlossen, doch gab es genügend berühmte Ausnahmen: Callipatira verkleidete sich als Mann, um ihren Sohn zum Wettkampf zu begleiten, stolperte jedoch über ihr Gewand, als sie ihm nach seinem Sieg entgegenlief, um ihn zu umarmen. Und da lugte unter ihrem Gewand anstatt eines Pimmels ein »schwarzes Dreieck« hervor! Zuerst verurteilte man Callipatira zum Tode, doch da sie Mutter, Schwester und Tochter olympischer Helden war, wurde sie begnadigt. Um weitere Täuschungen zu vermeiden, wurden von nun an sowohl Athleten als auch ihre Trainer gezwungen, sich fast nackt im Stadion zu präsentieren. So entstand der Begriff Gymnastik, der sich aus dem griechischen *gymnòs*, – nackt, kaum bekleidet – herleitet.

Ganz anders verhielt es sich hingegen mit den Frauen in Sparta, die gesellschaftlich eine wichtige Rolle spielten: Sie liefen, kämpften, warfen den Diskus und riefen bei den Athener Frauen empörte Kommentare über ihre sexuelle Freizügigkeit hervor, denn auch sie traten natürlich nackt auf.

In Rom hingegen traf man Frauen allenfalls in den Thermen an, einem Ort, wo man seinen Körper pflegte, Sport trieb, sich unterhielt und wo die Frauen sich ganz frei und unbekleidet neben den Männern aufhielten. Das bedeutet aber keinesfalls, dass es zwischen den Geschlechtern gleichberechtigt zuging, denn eine Frau, die im alten Rom Sport betreiben wollte, konnte dies nur in den Thermen tun, und eine Frau in den Thermen galt als Prostituierte. Tatsächlich war die Prostitution so verbreitet, dass sie reglementiert werden musste. Die Prostituierten und die Kupplerinnen mussten sich registrieren lassen und besondere Kleidung tragen, die sie von anderen Frauen unterschied; die Freudenhäuser, Orte für die käufliche Liebe, durften nur außerhalb der Stadt errichtet werden und nur nachts geöffnet sein. So entstand ein regelrechtes Rotlichtviertel, das so genannte *Submemmium.*

Erst das Christentum setzte dem heidnischen Körperkult die Vorherrschaft des Geistes und die Kasteiung des Fleisches entgegen. Reay Tannahill schreibt, dass »der Heilige Augustinus den Geschlechtsverkehr grundsätzlich als etwas Widerliches beschrieb. Arnobius bezeichnete ihn als unrein und erniedrigend, Methodios als unanständig, Hieronymus als schmutzig und Tertullian als Schande. Sie waren also der Meinung, dass Gott sich zur Lösung des Problems der Fortpflanzung ruhig eine bessere Methode hätte einfallen lassen können. Und der Heilige Augustinus, dem seine eigenen Erfahrungen ein Dorn im Auge waren, kam zu dem Schluss, dass nicht Gott der Fehler zuzuschreiben war, sondern Adam und Eva. Mann und Frau, von Gott erschaffen, waren seiner Meinung nach ursprünglich geistige Wesen, die in der Lage waren, ihren Körper im Zaum zu halten.« Im Jahre 1400 schrieb der Mönch Cherubino da Siena »Herrje, der Teufel weiß, was zwischen Mann und Frau passiert. Er verführt sie, sich nicht nur an den anständigen Stellen zu berühren und zu küssen, sondern auch an den unanständigen. Allein wenn ich daran denke, wird mir ganz übel. Wie kann man so etwas bloß als heilige Ehe bezeichnen?«

Unter diesen Voraussetzungen war es unvermeidbar, dass das Christentum die sportliche Betätigung verurteilte und sie für einen Ausdruck heidnischen Körperkultes hielt. Erst in der Renaissance wird der Mensch wieder zum Mittelpunkt der Welt, und mit der Reformation beginnen die jahrhundertealten Tabus zu bröckeln. Martin Luther war einer der Ersten, der Enthaltsamkeit als abnormal, Keuschheit als schädlich und Jungfräulichkeit als nicht erstrebenswert bezeichnete. Das bedeutete jedoch nicht, dass nun freier mit Sexualität umgegangen wurde, denn jeglicher außereheliche Verkehr wurde weiterhin strengstens verurteilt. Die Anhänger Luthers bezeichneten die Ehe als Lebensnotwendigkeit, weshalb in der Ehe Geschlechtsverkehr erlaubt war, sofern er mit dem Wunsche einherging, »Kinder zu zeugen«, wie Jeremy Taylor schreibt, oder dazu diente, »Unzucht zu vermeiden, Kummer und Trauer zu lindern« oder wenn er ein »Liebesbeweis« war. Die Ehe gilt jedoch nicht mehr als unauflöslich, der so genannte heilige Stand wurde ihr entzogen und man unterstellte sie wieder der zivilen Gerichtsbarkeit. Während der Gegenreformation in Folge des Trientinischen Konzils (1545–1564) wurden jedoch die Unauflöslichkeit der Ehe, das Primat der Jungfräulichkeit und des priesterlichen Zölibats wieder eingesetzt. Der Sport genoss auch weiterhin kein hohes Ansehen. Erst mit der Aufklärung, einer Epoche am Schnittpunkt zwischen Neuzeit und Moderne, gewinnt Körperlichkeit wieder an Bedeutung. »Den Körper eines Athleten und die Seele eines Weisen«, schreibt Voltaire, »das ist alles, was man zum Glücklichsein benötigt!«

Natürlich geht man von nun an auch mit der Sexualität, die ja der wichtigste Aspekt der Körperlichkeit ist, freier um: Es entstehen die ersten Theorien von der Befruchtung des Eis durch den Samen, und wie zahlreiche illegitime Geburten belegen, nimmt der außereheliche Geschlechtsverkehr explosionsartig zu, das Präservativ, das es in vereinfachter Form bereits im römischen Kaiserreich gegeben hatte, wird erfunden. Es sollte ursprünglich vor Syphillis schützen und trug den Namen seines Erfinders Falloppio. In dieser freizügigen Atmosphäre fehlt es natürlich auch nicht an Provokateuren und Künstlern wie dem Schriftsteller Marquis de Sade, die ihre Exzesse öffentlich inszenieren. In seinem Vorwort zu *Die Philosophie im Boudoir oder Die lasterhaften Lehrmeister. Dialoge zur Erziehung junger Damen bestimmt* schreibt er: »Laszive Frauen, nehmt Euch ein Beispiel an der wollüstigen Saint-Ange; verachtet wie sie alles, was den Gesetzen des himmlischen Vergnügens im Wege steht. Ihr jungen Frauen, die Ihr allzu lange in den absurden und gefährlichen Fesseln einer irrealen Tugend und einer verabscheuungswürdigen Religion gefangen ward, tut es der leidenschaftlichen Eugénie gleich. Und Ihr liderlichen Männer, die Ihr von Jugend an keine anderen Begrenzungen kanntet als Eure Begierden und keine anderen Gesetze als Eure Launen, Euch sei der zynische Dolmancé ein Beispiel.«

Im 19. Jahrhundert schreitet die Industrialisierung voran, überall kommt es zu Aufständen und Revolten, die Nationalstaaten werden gegründet. Politik, Kunst, Kultur und Wirtschaft werden stark von den Ereignissen beeinflusst, und nicht zuletzt auch die sexuellen Gewohnheiten, die wie immer zwischen den Polen Fortschritt und Reaktion oszillieren. Man denke nur an das viktorianische England, Wiege eines unnachgiebigen und bigotten Moralismus, der die Frau zu einem sittsamen, braven, jungfräulichen und fast geschlechtslosen Dasein am heimischen Herd verdonnerte, sie zur Hüterin der häuslichen Welt machte, wo der Mann Ruhe, Zuspruch und Erholung von der Welt draußen finden sollte. Dies galt allerdings nur für Frauen aus dem Bürgertum, denn in den ärmeren Schichten waren die Frauen gezwungen, in den Fabriken zu arbeiten, und das um den halben Lohn. In Ländern wie Frankreich, Deutschland und den USA war es nicht anders.

Diese neue Art des Puritanismus rief in den Betten jedoch eine regelrechte Sexphobie hervor, und der Geschlechtsverkehr wurde beinahe als peinlich empfunden. Im Mittelalter hatte es als unziemlich gegolten, sich dem eigenen Mann nackt zu zeigen, weshalb viele Frauen im Bett lange Hemden trugen, die nur auf der Höhe der Scham eine Öffnung hatten, und die mit Sprüchen wie »Ich tue es nicht aus Lust, sondern um Gott ein Kind zu schenken« bestickt waren. Im England des 19. Jahrhunderts ging es nicht viel anders zu.

Andererseits kam es zu einer rasanten Verbreitung der Prostitution, wozu nicht zuletzt die Ehemänner beitrugen, denen es in den eigenen vier Wänden so gut gelang, ihre Sexualität zu unterdrücken. Diese Promiskuität führte schließlich auch zur explosionsartigen Verbreitung von Geschlechtskrankheiten.

Was den Sport anbelangt, so entwickeln sich die Dinge im 19. Jahrhundert in zwei gegensätzliche Richtungen: Es gibt sowohl einen paramilitärischen als auch einen spielerischen Bereich, wo auch Platz für Frauen war. In Italien gab es 1880 zum Beispiel die fünfzehnjährige Fechterin Giulia De Luca, die eine der ersten italienischen Sportgrößen wurde. In der Zeitung *La Tribuna* wird sie am 22. November 1889 so beschrieben: »Der üppige, jugendliche Oberkörper steckt in einem engen Trikot, sie wirkt sehr elegant im kurzen, dunklen Gewand, und der Gesichtsausdruck ist voller Energie, gemildert durch den natürlichen Liebreiz der Weiblichkeit.« 1896 finden zum ersten Mal wieder Olympische Spiele statt, nachdem sie auf Befehl des Kaisers Theodosius im Jahre 393 n. Chr. eingestellt worden waren. Schon vier Jahre später, als sie zum zweiten Mal ausgetragen wurden, waren erstmals auch Frauen zu den Wettkämpfen zugelassen.

Im Italien zur Zeit der Faschisten diente Sport vor allem dazu, aus jungen Männern Soldaten zu machen, die später einmal das Vaterland verteidigen sollten, gleichzeitig stand Sport aber auch im Dienst der politischen Propaganda. Die Frauen allerdings eroberten sich damals gegen den ausdrücklichen Widerstand der Kirche mehr Freiraum. So kritisierte die Tageszeitung *L'Osservatore romano* die Darbietungen der Turnerinnen bei den Wettkämpfen, denn es hieß, »man würde ihnen weniger aus Interesse am Sport zusehen, sondern vielmehr, um ihre weiblichen Formen zu bewundern«.

Im Jahr 1930 beauftragte der faschistische Ministerrat das Italienische Nationale Olympische Komitee »zu überdenken, worin die sportlichen Aktivitäten der Frauen zu bestehen haben und diese auf einen gewissen Bereich einzuschränken, wobei alles, was die Frau von ihrer ursprünglichen Aufgabe, der Mutterschaft, abbringt, verhindert werden soll«. Hierzu schrieb 1935 G. A. Chiurgo: »Auch wenn es anatomische Unterschiede gibt, die zu berücksichtigen sind, so haben wir nicht das Recht, die sportliche Betätigung der Frau zu unterbinden, die ihrer Arbeitsfähigkeit entsprechen soll. In einem faschistischen Staate ist es unvorstellbar, die Frau ausschließlich ans Haus zu binden.« Chiurgo riet den Frauen vom Hindernislauf, Diskuswerfen, Kugelstoßen und Stabhochsprung ab. Stattdessen empfahl er Schwimmen, Rudern, Turnen,

Tennis und Wintersport. Merkwürdig, dass ausgerechnet in jenen Jahren die Sportlerinnen Ondina Valla, Claudia Testoni und Gabre Gabrich im Hindernislauf und beim Werfen brillierten. Das Italienische Olympische Komitee verkündete: »Die dünnen, nervösen Sekretärinnen, die gern aussehen würden wie Greta Garbo, wird es in Zukunft in Italien nicht mehr geben!«

Einzige Ausnahme im Rahmen der allgemeinen Verherrlichung des Sports durch den Faschismus stellt Giovanni Del Vecchios Buch *La criminalità negli Sports* (Die Verbrechen des Sports) dar: »Gymnastik verleiht dem Körper Schönheit und Frische, er wird dadurch harmonisch, elegant und schlank. Sport hingegen widerspricht nicht nur den Gesetzen der gesunden Hygiene, er verursacht darüber hinaus die Hypertrophie der Muskeln und übermäßigen Energieverlust. Durch Missbrauch entstehen unermessliche Schäden an Körper und Geist.« Damit aber nicht genug. Der Autor setzt sich eingehend mit der Disziplin des Tanzes auseinander, wobei er zu einem wahrlich unglaublichen Ergebnis kommt: »In dem Augenblick, in dem der Tanz, der ursprünglich Ausdruck reiner Ästhetik war, zu einer sportlichen Disziplin geworden ist, kam es zu ersten Exzessen. Und mit den Exzessen kam die Entartung. Mann und Frau fallen einer rauschhaften Erregung anheim, beginnen entfesselt zu zucken, bis ihnen das Blut zu Kopfe steigt, sie wie verrückt schreien, wilde Bewegungen machen und sich von dem Strudel mitreißen lassen. Bis zur sexuellen Erregung ist es nur ein kleiner Schritt. Wie man weiß, stimulieren sich die Wilden vor der Paarung durch den Tanz: Der *Shimmy,* von anderen Tänzen ganz zu schweigen, kommt zum Beispiel aus Afrika. Nun, bei uns zivilisierten Völkern versteckt sich die triebhafte Brutalität des Koitus unter dem Deckmantel des so genannten modernen Tanzes. Die Tatsache, dass Mann und Frau dabei unaufhörlich ihre Geschlechtsorgane aneinander reiben, die Frau sich in die Arme des Mannes sinken lässt, sowie das ständig unterdrückte, instinktive Verlangen nach Vereinigung regt nicht nur die Fantasie an, sondern, was noch viel schlimmer ist, die Erinnerung an den simulierten Geschlechtsverkehr wird ständig wach gehalten. Sobald beide wieder allein sind, widmet sich der Mann den perversesten Masturbationspraktiken, die Frau der Onanie. Bleiben sie zusammen, droht die sexuelle Entartung.«

Doch kehren wir zurück in die Gegenwart, in eine schnelllebige, dynamische und widersprüchliche Zeit, in der sportliche Betätigung auch für die Frau längst zum guten Ton gehört.

Aldo Aledda schreibt, dass »die Ausgrenzung der Frau im Sport bloß ihre Rolle in der Gesellschaft widerspiegelt. Immer wenn die Frau gesellschaftliche Anerkennung genoss, war es für sie auch kein Problem, wie ein Mann gleichberechtigt an sportlichen Aktivitäten teilzunehmen.«

Nun, da die Frau diese Möglichkeit endgültig für sich erkämpft hat, können wir uns endlich die Frage stellen, wie das weibliche Geschlechtsorgan und Sport zueinander stehen. Wirkt sich zum Beispiel der Monatszyklus negativ auf normale sportliche Betätigung aus? Und wie ist es mit der Schwangerschaft? Welche Auswirkungen hat das Sexualleben auf die sportliche Leistung? Und wie steht es mit der Enthaltsamkeit? Welche Auswirkungen haben Anabolika auf unsere verehrte SIE?

Fräulein Adam und Herr Eva, ein seltsames Rollenspiel

Die Sportler dopen sich, weil sie um jeden Preis gewinnen wollen. Das Phänomen des Dopings hat erschreckende Ausmaße angenommen, wobei die Schuld allerdings nicht immer beim einzelnen Sportler liegt, denn oft hat Doping auch politische Hintergründe, wie die jüngsten Skandale um die Sportlerinnen aus der ehemaligen DDR deutlich gemacht haben, die man wohl kaum mehr als weiblich bezeichnen konnte. Dafür sind vor allem die so genannten Anabolika verantwortlich, die eine verheerende Wirkung auf die Geschlechtsorgane und das Sexualleben ganz allgemein haben.

Der Hauptwirkstoff der Anabolika besteht in einem männlichen Geschlechtshormon, auch Testosteron genannt, das nicht nur auf die Muskeln, sondern auch auf die Geschlechtsorgane wirkt und die Fortpflanzung negativ beeinflusst. Zum ersten Mal erwähnt wird Testosteron in den dreißiger Jahren, doch erst Ende des Zweiten Weltkrieges wurde es zur Heilung von Kriegsgefangenen eingesetzt. Im Sport werden die ersten Fälle 1956 bekannt, anlässlich der Olympischen Spiele. Matthias Kamber schreibt dazu: »Was den Sport anbelangt, so sind die wichtigsten Folgen Gewichts- und Kraftzunahme, Veränderungen des Aussehens, Verbesserung der Regenerationsfähigkeit und gesteigerte Ausdauer.« De Lignères behauptet, die Anwendung von Testosteron erhöhe die Geistesgegenwart und das Reaktionsvermögen und garantiere rasche psychische und physische Regenerationsfähigkeit nach großer körperlicher Anstrengung und mehr Ausdauer. Der Preis dafür sei unter Umständen jedoch hoch.

Erste Anzeichen eines Anabolika-Missbrauchs sind mit

Sicherheit vermindertes sexuelles Verlangen. Die Untersuchung verschiedener Bodybuilder, die über drei Monate Anabolika eingenommen hatten, ergab eine über neunzigprozentige Oligozoospermie sowie eine Verkleinerung der Hoden. In seinem Buch *Per le Olimpiadi in Grecia* (Zur Olympiade in Griechenland) schreibt Andrea Chiti Batelli, dass es »während des Geschlechtsverkehrs manchmal zu plötzlichen oder verfrühten Samenergüssen kommen kann. Fährt man mit der Anabolikabehandlung fort, kann es zu einer irreversiblen Azoospermie, zu Impotenz, Sterilität und starker Prostatavergrößerung kommen. Das ist die Kehrseite der Muskelaufbaustoffe, sie können kräftige Sportler in jämmerliche Eunuchen verwandeln.«

Im weiblichen Körper ist Testosteron nur in sehr geringen Mengen vorhanden, um zwanzig bis dreißig Prozent weniger als beim Mann, weshalb bereits eine geringe Dosierung irreversible Schäden hervorrufen kann. Hierzu schreibt Andrea Chiti Batelli, »dass es bei der weiblichen Sportlerin zu Vermännlichung, starker Vergrößerung der Klitoris, Ausbleiben der Regel, tiefer Stimme, fast männlicher Behaarung und Veränderungen bei den sexuellen Gewohnheiten kommen kann. In bestimmten osteuropäischen Ländern wurden Schwimmerinnen mit männlichen Hormonen behandelt und somit für immer zu Pseudo-Hermaphroditen gemacht.«

Das gilt jedoch nicht für die unglaubliche Geschichte der Stanislawa Walasiewicz, die etwas maskulin wirkende Siegerin des Hundertmeterlaufes bei den Olympischen Spielen 1932. Erst nach ihrem Tod stellte man fest, dass sie in Wirklichkeit ein Stansilaw und von Geburt an ein Mann war!

Das Problem der Regel

Auch heute noch, im 21. Jahrhundert, sind gewisse Probleme hinsichtlich Frauen und Sport ungelöst, wenn nicht gar umstritten. So ist man sich zum Beispiel noch immer nicht darüber einig, ob und in welchem Maße die Menstruation die sportliche Leistung beeinflusst und ob es innerhalb eines Monatszyklus verschiedene Leistungsphasen gibt. Dass der Monatszyklus für Veränderungen verantwortlich ist, steht außer Zweifel: Auf psychischer Ebene kann das prämenstruelle Syndrom erhöhte Reizbarkeit bedeuten (wie sicher so mancher Mann bestätigen wird!); auf körperlicher Ebene kommt es hingegen zu Wassereinlagerungen und der damit verbundenen Gewichtszunahme sowie zu Blutungen in unterschiedlichem Ausmaß, Unterleibsschmerzen und oft migräneartigen Kopfschmerzen. Jüngste Untersuchungen haben jedoch bewiesen, dass es während des gesamten Zyklus zu keinen nennenswerten Veränderungen hinsichtlich des Reaktionsvermögens, der Wahrnehmung oder der Ausdauer kommt. Deshalb ist man sich weitgehend darüber einig, dass weder das Training noch die Wettkämpfe während dieser Tage gesundheitsschädigend sind. Diese Frage wurde bereits 1959 von einer Studie der AAPHER in Washington positiv beantwortet. Im Rahmen der Studie, die von acht Gynäkologen und neun Allgemeinärztinnen durchgeführt wurde, wurden Frauen ohne nennenswerte Menstruationsbeschwerden, Frauen mit leichten und Frauen mit schweren Menstruationsbeschwerden untersucht. Der Untersuchungszeitraum war in drei Phasen gegliedert: der so genannten Anfangsphase (etwa drei bis vier Tage vor der Regelblutung), der mittleren Phase (erste Hälfte der Menstruation) und der Endphase. Das

Ergebnis: Frauen, die keinerlei Beschwerden hatten, riet man während aller drei Phasen zu normaler oder sogar erhöhter körperlicher und sportlicher Aktivität. Frauen mit leichten Beschwerden riet man das Gleiche, abgesehen von der Anfangsphase. Frauen mit starken Beschwerden hingegen riet man in der ersten und mittleren Phase zu gemäßigter Aktivität, in der letzten Phase hingegen zu erhöhter sportlicher Betätigung.

Im selben Jahr (1959) veröffentlichte das *Journal of Health, Physical Education and Recreation* einen Artikel, der die Untersuchungen der AAPHER in etwa so zusammenfasste: »Die Menstruation ist ein natürliches Phänomen, und der Grund für die damit verbundenen Beschwerden sind, einmal abgesehen von Endometrose, Entzündungen oder angeborenen Anomalien, im Seelischen zu suchen. Je weniger Beachtung die Frauen diesen natürlichen Vorgängen schenken, die sich nicht nur in physiologischer, sondern auch in psychischer Hinsicht positiv auswirken, desto besser ist es.«

Das bedeutet, Training und Wettkampf während der Monatsregel sind nicht gesundheitsschädigend. Doch wie steht es mit der Leistung?

Eine Studie hat ergeben, dass bei 42 bis 48 Prozent der untersuchten Sportlerinnen während der Menstruation die sportliche Leistung gleich blieb, 30 bis 35 Prozent schnitten schlechter ab, und rund 13 bis 15 der Sportlerinnen konnten sogar bessere Leistungen erzielen. In ihrem Buch *The menstrual cycle* schreibt Katherina Dalton: »Fünf Tage vor der Regel ist die Sportlerin meist nervös (und hat ein Leistungstief); während der fünf Tage des Zyklus steigt die Leistungskurve beständig an und erreicht zwischen dem achten und neunten Tag danach ihren Höhepunkt. In den folgenden zehn Tagen fällt die Leistungskurve wieder ab, bis sie sich in einer neuen Spannungsphase schlagartig verschlechtert.«

In einem Punkt scheinen sich jedoch alle einig zu sein, dass nämlich entsprechende körperliche Betätigung die Funktion der Hypophyse und der Eierstöcke reguliert und somit Menstruationsbeschwerden lindert, denn Bauchdecke und Beckenmuskulatur werden auf diese Weise gestärkt und die Durchblutung der Organe im Beckenbereich und Unterleib wird gefördert. Was die Dysmenorrhoe beziehungsweise die schmerzhafte Monatsblutung anbelangt, hat man herausgefunden, dass die Symptome durch körperliche Aktivität gelindert werden.

Vor der Pubertät liegen die Dinge jedoch ganz anders. Professor Leonardo Vecchiet schreibt, dass »man sich in der Vergangenheit oft gefragt hat, ob das verspätete Auftreten der Menarche (der ersten Monatsblutung) etwas mit intensiver körperlicher Betätigung zu tun habe, oder ob umgekehrt Mädchen mit verspäteter Menarche eher dazu tendierten, sich sportlich zu betätigen. Heute geht man davon aus, dass verschiedene Faktoren, die mit intensiver sportlicher Aktivität vor der Pubertät einhergehen, die Menarche durchaus beeinflussen können. Einer dieser Faktoren scheint der niedrige Prozentsatz an Körperfett zu sein. Das bedeutet, dass für das Auftreten der Monatsblutung offenbar genügend Körperfett vorhanden sein muss, das für die Umwandlung der androgenen Hormone in Östrogene unverzichtbar ist. Darüber hinaus gibt es jedoch noch viele andere Faktoren, die sich negativ auswirken können, etwa der psychologische Stress aufgrund des anstrengenden Trainings, die Wettkämpfe und die allgemeine Belastung der Familie.«

Daneben gibt es noch spezielle Fälle, etwa die Oligomenorrhoe (Menstruationsblutung von normaler Dauer und

Stärke bei einer Zyklusdauer von mehr als fünfunddreißig bis maximal fünfundvierzig Tagen) oder die Amenorrhoe (das Ausbleiben der monatlichen Regelblutung). Leonardo Vecchiet schreibt weiter: »Diese beiden Störungen treten vor allem bei Sportlerinnen auf, bei deren Disziplinen Ausdauer gefragt ist. Verursacht werden sie von Faktoren wie übermäßiger Gewichtsverlust und somit Verlust von Körperfett, unausgewogene Ernährung und psychologischer Stress, die das Hormonsystem beeinflussen. Bei übermäßigem Stress reagiert der Organismus mit einem Abwehrmechanismus, der darin besteht, Flüssigkeitsverlust, nicht zuletzt auch den Verlust von Monatsblut, zu vermeiden.«

Abschließend kann man also feststellen, dass der Monatszyklus sich im Allgemeinen nicht negativ auf die sportliche Leistung auswirkt (weshalb eine Frau auch oder gerade während dieser Tage sportlich aktiv sein kann oder muss). Hochleistungssport kann sich manchmal günstig auswirken, manchmal jedoch auch Probleme verursachen.

Ist dieser Punkt geklärt – der übrigens gar nicht so wichtig ist angesichts der Vielfalt unseres Lebens –, können wir uns dem nächsten Thema widmen, denn hat unsere verehrte SIE sich einmal für Sport entschieden, gibt es eine Menge neuer Probleme zu bewältigen: die Schwangerschaft zum Beispiel

Wenn der Storch kommt

Bei den Olympischen Spielen 1956 in Melbourne errangen sechsundzwanzig sowjetische Athletinnen eine Goldmedaille. Daran ist an sich nichts Außergewöhnliches. Erstaunlich ist jedoch, dass zehn von ihnen schwanger waren. Zufall? Oder das Ergebnis eines hormonellen Cocktails, der vor dem Fall des Eisernen Vorhangs gang und gäbe war? Wie steht es also mit Schwangerschaft und Sport?

Angesehene Gynäkologen haben nachgewiesen, dass besonders harte Sportarten sich negativ auf die Fruchtbarkeit auswirken können. Diese Fälle stellen jedoch eher Ausnahmen dar und treten nur dann auf, wenn die körperliche Anstrengung so groß ist, dass der Körper alle normalen Reaktionen einfriert. Ansonsten fördert sportliche Aktivität eher die Fruchtbarkeit, da sich gerade bei Frauen mit Zyklusschwankungen die hormonellen Prozesse normalisieren.

Doch in welchem Verhältnis stehen Schwangerschaft und Sport?

Um in Form zu bleiben, benötigt der Körper für gewöhnlich ein kontinuierliches und ausgewogenes Trainingsprogramm, und das ändert sich auch während der Schwangerschaft nicht. Auch die Entbindung fordert ja eine beachtliche Muskelanstrengung. Tägliche Aktivität regt den Kreislauf und die Atmung an, fördert die Sauerstoffversorgung der Schwangeren und des ungeborenen Kindes, begünstigt die Kalziumeinlagerung in den Knochen und erleichtert Schlaf und Verdauung. Dennoch ist Vorsicht geboten.

Vor allem in den ersten drei Monaten raten Gynäkologen zu äußerster Vorsicht, besonders an den Tagen, an denen ansonsten die Regelblutung eintreten würde, denn da ist die Gebärmutter besonders empfindlich und es könnte zum Abortus kommen. Die mittleren drei Monate eignen sich schon eher zu sportlichen Aktivitäten, denn in dieser Zeit fühlt die Frau sich für gewöhnlich gut und kann Sport betreiben, ohne sich allzu sehr anstrengen zu müssen.

Sportarten, bei denen Bauchmuskulatur oder Wirbelsäule besonders beansprucht werden, sind jedoch zu meiden, genauso wie Sportarten, bei denen besonders ausgeprägter Gleichgewichtssinn oder Koordinationsvermögen Voraussetzung sind. Clara Migliavacca hingegen rät von allen Sportarten wie Alpinschi, Wasserschi, Reiten, Motorradfahren, Fußball, Kampfsport und Tennis ab. Mit Vorbehalt sind auch jene Sportarten zu genießen, bei denen die Gelenke zu sehr beansprucht werden, etwa Leichtathletik oder Basketball. Gut ist Schwimmen oder Fahrradfahren, weil hier die Gelenke gleichmäßig beansprucht werden, Fett verbrannt und das Gewebe gestrafft wird. Auch Stretching ist für die werdende Mutter nicht zu anstrengend und trägt dazu bei, Verspannungen zu lösen und sie wirksam auf die Geburtswehen vorzubereiten.

Ist das Kind einmal auf der Welt, sind alle Zweifel und Unsicherheiten beseitigt, und die Sportlerin kann sich wieder auf ihr Training und die frisch gebackene Mutter auf ihre Figur konzentrieren. Gymnastik im Wochenbett trägt dazu bei, die Muskeln wieder aufzubauen, die Bauchmuskulatur zu kräftigen, Fett abzubauen und schnell wieder fit zu werden Aber auch hier gilt: Jegliche Übertreibung ist zu meiden, die junge Mutter sollte schön langsam zum alten Rhythmus zurückkehren.

»Einziges Hindernis«, wie Dr. Clara Migliavacca bestätigt, »ist das Stillen, das durch übermäßige Schweißabsonderung des Oberkörpers beeinträchtigt werden kann. Dem kann man entgegenwirken, indem man vor allem die Beckenbodenmuskulatur und die unteren Gliedmaßen trainiert.«

Nur am Rande soll hier die Heilgymnastik erwähnt werden, die inzwischen sowohl bei der Geburtshilfe als auch in der Gynäkologie weite Verbreitung gefunden hat.

H. Gunther, W. Kohlrausch und H. Leube zeigen die verschiedenen Anwendungsgebiete auf: »In der Gynäkologie: bei Menstruationsbeschwerden, Erkrankungen der Organe im Beckenbereich, als Vorbereitung auf chirurgische Eingriffe, zur allgemeinen Anregung des Blutkreislaufs in der gesamten Körpermuskulatur und der Bauchhöhle, und schließlich als Prophylaxe und Erleichterung bei Beschwerden in der Menopause. Bei der Geburtshilfe: während der Schwangerschaft zur Anregung des Kreislaufs und Stoffwechsels, zur Beseitigung und Vorbeugung von Beschwerden im Rücken-, im Unterleibs- und Dammbereich sowie bei Atmungsproblemen. Und schließlich zur Geburtsvorbereitung und Erleichterung während der Geburt, als Erleichterung während der Eröffnungsphase und Vorbeugung gegen Thrombosen und Kreislaufbeschwerden sowie zur Unterstützung bei der Rückbildung der Organe im Beckenbereich und zur Vorbeugung gegen Blasen- und Gebärmuttersenkung.«

Im Grunde sind also Schwangerschaft und Sport, in Maßen genossen, durchaus vereinbar. Und was kommt danach? Neueste Untersuchungen haben ergeben, dass achtzig Prozent aller Spitzensportlerinnen nach einer Schwangerschaft sogar noch bessere Ergebnisse erzielt haben. Eines der wohl außergewöhnlichsten Beispiele dafür ist Fanny Blankers Koen, die außergewöhnliche holländische Sprinterin, die am 26. April 1918 in Amsterdam geboren wurde. Ihre außergewöhnliche Geschichte widerlegte alle Tabus, die bis dahin noch immer mit den angeblichen Grenzen des weiblichen Körpers verbunden waren und läutete ein neues Zeitalter im Damensport ein. Fanny rannte also nicht nur gegen ihre Gegnerinnen, sondern vor allem gegen falsche Tatsachen an, weshalb sie von allen nur »die fliegende Hausfrau« genannt wurde und als die Verkörperung weiblicher Emanzipation galt. Bei den Europameisterschaften 1946 in Oslo ging sie an den Start, obwohl sie bereits zwei Kinder hatte, und von vielen wurde sie aufgrund ihrer Mutterschaft als Außenseiterin gehandelt. Doch Fanny gewann nicht nur zwei Goldmedaillen, sondern war gleichzeitig eine liebevolle Mutter: Zwischen den einzelnen Trainingsläufen rannte sie zu ihrem Baby, um es zu stillen. Auch zwei Jahre später dachte Fanny nicht daran, sich auf den Ruhestand vorzubereiten, sondern erlebte den Höhepunkt ihrer Laufbahn: Mit bereits dreißig Jahren trat sie 1948 bei den Olympischen Spielen in London an und gewann drei Goldmedaillen im Einzelkampf und eine im Staffellauf. Bei der Rückkehr in ihre Heimat tobte die Menge vor Begeisterung, während sie in einer von sechs Pferden gezogenen Kutsche durch die Straßen Amsterdams fuhr. Später soll sie gesagt haben: »Meine Siege und Rekorde sind auch die Siege der Frauen und ihrer Emanzipation.«

Enthaltsamkeit oder nicht Enthaltsamkeit, das ist hier die Frage

Im Jahr 1976 erschien im Calderini Verlag eine Studie von Prof. Giovanni Caletti in Zusammenarbeit mit Antonio Sereni und einem Team von zweihundert Wissenschaftlern mit dem vielsagenden Titel *Il comportamento sessuale dei campioni dello sport* (Das Sexualverhalten der Sportchampions). An der Studie, die insgesamt zwei Jahre dauerte, nahmen 1151 Sportler, darunter 827 Männer und 324 Frauen, teil, deren Anonymität absolut gewahrt wurde. Im Vorwort dieser Studie steht, dass »viele Sportler davon überzeugt sind, dass ihnen die Energie, die sie in die Sexualität investierten, Kraft und Elan raube, die Reflexe verlangsame und zu Verwirrung führe. Andere wieder behaupten, dass jegliche psychosexuelle Frustration das Gleichgewicht des Sportlers störe und seine sportliche Leistung negativ beeinflusse. Momentan lautet die Devise darum überall gleich: Keinen Sex vor dem Wettkampf, danach so viel man will, vor allem, wenn man gewonnen hat. Die Sensibilität, die Gefühle und die psychischen Reaktionen der Sportlerinnen bleiben dabei jedoch meist auf der Strecke, man vergisst, dass sie geschlechtliche Wesen mit Gewohnheiten, Rhythmen, Lebensweisen und einer eigenen Gefühlswelt sind, die man nicht einfach ignorieren kann, sofern sie ihre Gesundheit und ihre Würde behalten wollen.«

In der Zeitung *Guerin Sportivo* behauptete die Ärztin Vera Slepoy, Vorsitzende des Verbandes italienischer Psychologen, dass »die sportliche Leistung allenfalls vom Zustand des Verliebtseins beeinflusst werden kann. Um sich positiv auszuwirken, muss die Liebe jedoch erwidert werden. So kann jede Höchstleistung als Liebesbeweis gegenüber dem Partner gewertet werden. Wenn man verliebt ist, möchte man sein Bestes geben, man ist sowohl physisch als auch psychisch in Topform. Aus demselben Grund kann sich Liebeskummer katastrophal auf die sportliche Leistung auswirken. Schuldgefühle und Spannungen bauen sich auf, die für das Ergebnis sicherlich nicht von Vorteil sind.«

Da drängt sich die Frage auf: Einmal angenommen, die Liebe der Sportlerin stößt auf Gegenliebe, wie wirkt sich dann eine Trennung (und vor allem sexuelle Abstinenz) aus? Dazu ein paar Ergebnisse aus einer Studie von Professor Giovanni Caletti, bei der vor allem Frauen im Mittelpunkt standen:

15,4 % zeigten Gleichgültigkeit
12,8 % Nervosität
4,7 % masturbierten
3,8 % hatten erotische Träume
3,0 % litten an Schlaflosigkeit

Achtzehn Jahre später führte der englische Fernsehsender ITV ein Experiment durch: Einige Paare zwischen neunzehn und neunundfünfzig wurden aufgefordert, ein, zwei oder drei Monate völlig enthaltsam zu leben. Am Ende dieser harten Prüfung wertete ein Ärzteteam das Verhalten aus. In einem Interview mit der Tageszeitung *La Repubblica* erklärte ein Mitglied des Ärzteteams, Besorgnis erregend sei vor allem die Tatsache gewesen, dass selbst bei gut aufeinander eingespielten Paaren nach einem Monat völliger Abstinenz eine gewisse Entfremdung einsetzte, jeder sein eigenes Leben führte und sie sogar den Sinn der Beziehung in Frage stellten. Dabei wussten sie ja, dass es sich bloß um ein Experiment handelte, dem sie sich freiwillig unterzogen hatten.

Die negativen Auswirkungen beschränkten sich jedoch nicht auf die Privatsphäre. Paolo Filo Della Torre meint dazu, dass »sexuelle Abstinenz schädlich ist, die Männer das Interesse an ihrer Umwelt verlieren und die Frauen ständig gereizt und geladen sind.« Eine verständliche Reaktion, wenn man bedenkt, dass man im Rahmen des von dem englischen Sender durchgeführten Experiments dank spezieller Messgeräte nachweisen konnte, dass ein Mann, der enthaltsam lebt, täglich dreißig, und eine enthaltsame Frau täglich siebenundvierzig sexuelle Impulse verspürt.

Wir scheinen also endlich die begehrte Geheimformel gefunden zu haben, die unsere Welt friedlicher, entspannter und interessanter machen könnte: Mehr Sport, mehr Sex! Im Interesse der Menschheit, natürlich.

Aber lassen wir die guten Ratschläge einmal beiseite und kehren wir zurück zu unserem Thema. Werfen wir einen Blick auf Prof. Calettis Tabelle, um besser verstehen zu können, was es mit Sex beim Sport denn nun auf sich hat. Da nicht alle Sportlerinnen unbedingt einen festen Partner haben, zweifellos aber sexuelles Verlangen verspüren, beginnen wir einmal bei der Masturbation.

Haben Sie während des Trainings masturbiert? So lautete die erste Frage auf Prof. Calottis Fragebogen, und 16, 7 Prozent der Befragten antworteten darauf mit »ja«. Wie oft? 8,1 Prozent gab einmal wöchentlich an, 4,3 Prozent zweimal wöchentlich … 0,9 Prozent sechsmal wöchentlich.

Danach erkundigte sich Prof Calotti, welche Folgen die Masturbation hatte (blind wird man davon jedenfalls nicht, wie man uns einzubläuen versuchte!): Einmal abgesehen von Schmerzen in der Hand fühlten 3,8 Prozent der Frauen sich danach erschöpft, 6,8 Prozent fühlten sich wohl und 7,3 Prozent hatten keine besonderen Empfindungen. Und auf psychologischer Ebene?

4,3 %	verspürten gesteigerte Willenskraft
1,7 %	gesteigerte Vitalität
1,3 %	schnelle Reaktion
0,9 %	Geistesgegenwart
0,9 %	wenig Willenskraft
2,1 %	Abgeschlagenheit
0,4 %	langsame Reaktion
9,4 %	hatten keine besonderen Empfindungen

Während des Trainings hatten 47,9 Prozent der Athletinnen keinen vollständigen Geschlechtsverkehr, wobei, genauer gesagt, 38,9 Prozent mit ihrem Partner und 9,0 Prozent mit einer Zufallsbekanntschaft verkehrten.

Doch nun von den Nebensächlichkeiten zur Hauptsache! Auf die Frage, ob sie während des Trainings vollständigen Geschlechtsverkehr hatten, antworteten 39,3 Prozent der Befragten mit »ja«. Und welche Folgen hatte das auf physischer Ebene? 29,5 Prozent der Frauen gaben an, sich nachher besser gefühlt zu haben, und nur 4,9 Prozent berichteten das Gegenteil.

Diese Fragen bezogen sich auf die Trainingsphase, man erkundigte sich jedoch auch nach den sexuellen Gewohnheiten der Sportlerinnen zu Wettkampfzeiten. Dabei ergab sich, dass elf Prozent der befragten Frauen vor dem Wettkampf masturbiert hatten. Doch wann genau?

0,9 %	drei Stunden vorher
2,1 %	zehn Stunden vorher
0,9 %	zwanzig Stunden vorher
11,1 %	einen Tag vorher
3,0 %	zwei Tage vorher
3,0 %	drei Tage vorher
2,1 %	vier Tage vorher

Ihre Masturbationspraktiken und den Zeitpunkt des Masturbierens machten 2,1 Prozent der Sportlerinnen dafür verantwortlich, dass sie beim Wettkampf eine schlechtere Leistung erbracht hatten, und 1,3 Prozent, dass sie besser abgeschnitten hatten. Bei der Mehrheit blieb jedoch alles absolut unverändert.

Liest man weiter, so erfährt man, dass 31,2 Prozent der befragten Frauen vor dem Wettkampf keinen vollständigen und 36,7 Prozent einen Tag vor dem Wettkampf vollständigen Geschlechtsverkehr hatten. Hier noch ein paar Details:

Was für eine Leistung erbrachten Sie nach einem vollständigen Geschlechtsverkehr?

2,6 % schlechtere Leistung
15,0 % bessere Leistung
30,3 % keine Veränderung

Und was verspürten Sie auf psychischer Ebene?

2,1 % Abgeschlagenheit
20,5 % Wohlbefinden
25,5 % keine Veränderung

Diese Resultate bestätigen also endgültig, dass das Klischee, Sex sei der ärgste Feind des Sportes, abgeschafft ist. Dabei fällt einem die Geschichte der großen Schwimmerin Dawn Frazer ein, die 1956 im zarten Alter von neunzehn Jahren bei der Olympiade in Melbourne zwei Goldmedaillen gewann, 1960 eine in Rom und vier Jahre später eine in Tokyo. Eine außergewöhnliche Sportlerin, die jedoch einen widerspenstigen und schwierigen Charakter hatte. Sie und ihr Trainer gerieten sich immer wieder in die Haare, sie trank gerne Bier, rauchte dreißig Zigaretten am Tag und hatte vor allem unzählige Affären. Bis sie schließlich aufgrund einer Entscheidung des Australischen Sportverbandes zehn Jahre lang suspendiert wurde. In ihrem Buch *Unter Wasser* schreibt sie: »Meine Erfahrungen in drei olympischen Dörfern haben mir gezeigt, dass Sex unter den Sportlern durchaus gang und gäbe ist, trotz aller Verbote und moralischen Einwände. Allein der Gedanke, männliche und weibliche Olympiasportler würden in einer Atmosphäre platonischer Freundschaft zusammenleben, an Wettkämpfen teilnehmen und sich darauf beschränken, zu gewinnen oder zu verlieren, ist absurd. In jedem Olympiadorf gäbe es genug Material für eine Untersuchung des Dr. Kinsley.«

In seinem Buch *Tennis Training* behauptet Professor Castellani: »Die eigenen Lebensgewohnheiten sollten die einzige Instanz sein, die die Sexualität reglementiert. Für den Geschlechtsverkehr braucht man nur wenig Energie, und die Leistung des Organismus am nächsten Tag ist nicht im Geringsten beeinträchtigt. Die Sportmedizin ist hier eindeutig: Beim Geschlechtsverkehr verbraucht man ungefähr genau so viel Energie, wie wenn man die Treppe hinaufläuft.« Und die Frau verbraucht noch weniger Energie, denn Erektion und Penetration sind bekanntlich Männersache. Wie das Schicksal des armen Enkidu aus dem *Gilgameschepos* beweist.

Der Held Gilgamesch, zwei Drittel Gott und ein Drittel Mensch, zieht von der Stadt Uruk aus, um seine Heldentaten zu vollbringen. Ihm eilt der Ruf voraus, ein tapferer Krieger, aber auch ein großer Wüstling zu sein: »Er war so unzüchtig, dass keine Jungfrau, keine Tochter, keine Ehefrau vor ihm sicher war.« So viel Sex lenkte Gilgamesch aber ab, darum erschuf die Göttin Araru ein behaartes Wesen Namens Enkidu, halb Mensch halb Tier, das den Helden begleiten sollte, um ihn an seine göttliche Aufgaben zu erinnern. Um das Geschöpf zu »zähmen«, griff der mächtige König jedoch zu einer List: Er ließ aus dem Tempel der Liebe eine Prostituierte zu sich rufen und schickte sie zu Enkidu: »Sie legte ihre Kleider ab und erregte seine Glut; sie lud den Wilden zur Liebe ein und lehrte ihn das Wesen der Frau. So schliefen sie für sechs Tage und sieben Nächte zusammen.« Und Enkidu verlor seine Kräfte.

8. KAPITEL

Steck deinen Teufel in meine Hölle oder SIE im Film

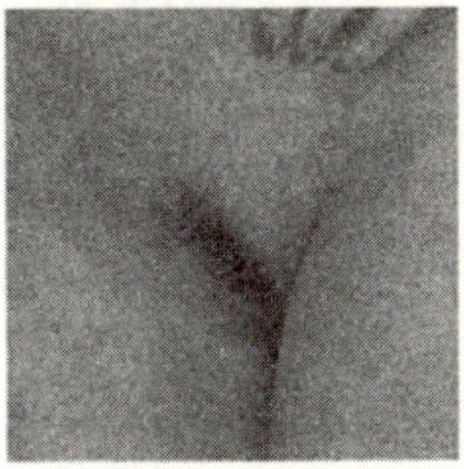

Ich habe SIE mir vorgestellt, ich habe von IHR geträumt … und dann habe ich SIE gesehen! Als kleiner Junge hatte ich mir eine Vorstellung von IHR zusammengebastelt, die auf Erzählungen, ungefähren Beschreibungen und Comiczeichnungen beruhte. Dann hatte ich das Glück, SIE durch das Schlüsselloch bei einem unserer Aupairmädchen zu erspähen. Doch eines Tages gelang es mir, SIE in all ihrer Pracht und geheimnisvollen Faszination zu sehen. Aber nur im Kino, denn in Wirklichkeit musste ich noch ziemlich lange darauf warten. Wie sagt man doch so schön, der Zufriedene hat immer genug.

Es handelte sich um den unvergesslichen Film *Das Gespenst der Freiheit* von Luis Buñuel, und in der besagten Szene war eine herrliche SIE in Großaufnahme zu sehen, die mich buchstäblich aus dem knarrenden Kinosessel riss. »Sehr erfreut, SIE kennen zu lernen«, dachte ich bei mir. »Ich heiße Francesco.« Als ich mich voller Begeisterung meinem Freund zuwandte – wir waren damals beide etwa elf Jahre alt –, sah ich, wie er unbeeindruckt dasaß, fast verärgert über meine intellektuell tadelnswerte Reaktion. Der wird SIE schon so oft gesehen haben, sagte ich mir, dass SIE ihn überhaupt nicht mehr beeindruckt. Später dachte ich öfters an diese Episode zurück und fragte mich, warum ich so jugendlich blöd und er so gelassen und abgeklärt reagiert hatte, und da begriff ich, dass er im Kino deshalb so cool geblieben war, weil er SIE wahrscheinlich noch nie zuvor gesehen und sie darum nicht einmal erkannt hatte!

Ich für meinen Teil ging jedenfalls glücklich und zufrieden nach Hause, denn endlich war ich für meine Ausdauer belohnt worden: In den Sommerferien hatten ich und mein Freund uns nämlich das gesamte Programm eines Dorfkinos reingezogen, um uns beim Kinobesitzer einzuschmeicheln und als Belohnung zu einem für Minderjährige verbotenen Film mit dem eindrucksvollen Titel *Die Schwedinnen tanzen Mazurka im Bett* eingelassen zu werden. Der Film sollte am 31. August gezeigt werden. Aus unerklärlichen Gründen wurde er jedoch um einen verhängnisvollen Tag verschoben. Nur um einen Einzigen. Für mich hieß das jedoch Ende der Ferien, Rückkehr nach Rom und Abschied von den tanzenden Schwedinnen. Heute, Anfang des dritten Jahrtausends, wo SIE (und natürlich auch ER) einem von jeder Plakatwand entgegen lächelt, kann man über solche bescheidenen erotischen Ansprüche nur mehr lächeln.

Es ist schon eine Zeit lang her, als der erste Kinokuss 1896 am Broadway Aufsehen erregte, ja sogar einen Skandal auslöste und die Seiten der prüden Tageszeitungen füllte. Das New Yorker Magazin *The Chap Book* schrieb am 15. Juni 1896: »Die Veranstalter haben alle Grenzen des guten Geschmacks überschritten. Vielleicht erinnern Sie sich noch an die Komödie *Die Witwe Jones*, die dieses

Jahr am Broadway aufgeführt wurde. Vielleicht erinnern Sie sich auch noch an die Küsse, die Mary Irvin und ein gewisser John C. Rice austauschten. Ehrlich gesagt waren diese beiden Schauspieler nicht besonders attraktiv und es war kaum auszuhalten, wie sie einander abschleckten. Das war schon auf der Bühne ekelhaft, aber noch gar nichts im Vergleich zu der Szene in Großaufnahme auf der Kinoleinwand, die noch dazu dreimal hintereinander gezeigt wurde. Einfach schauderhaft. Fräulein Irvin verlor jeglichen Liebreiz und jegliche Anmut, ihre Mimik wirkte unanständig und äußerst vulgär. Man hätte die Polizei rufen sollen.«

Der Film hieß *The Kiss* (Der Kuss), hatte eine Länge von nur hundertfünfundsechzig Metern und war von Thomas Alva Edisons *Kinetoscope* produziert worden. Was die Kritiker und Sittenwächter wahrscheinlich nicht wussten, war, dass es inoffiziell noch ganz andere Streifen gab.

Ein nackter weiblicher Körper wurde zum ersten Mal in der zweiten Hälfte des 19. Jahrhunderts abgebildet. Es handelt sich dabei um eine Daguerreotypie (einen Vorläufer der modernen Fotografie) des Franzosen Derebours, die wahrscheinlich Malern und Kunststudenten eine Vorlage für Aktstudien liefern sollte. Im Jahr 1861 entstand in Rom die erste Serie pornografischer Fotos, auf der eine Frau zu sehen war, die mit mehreren Männern Sex hatte. Die Öffentlichkeit wurde durch das Antibourbonische Komitee auf diese Fotos aufmerksam gemacht, das den Bourbonenkönig Franz II. von Sizilien-Neapel, der sich nach seiner Niederlage gegen Garibaldi nach Rom geflüchtet hatte, damit in Verruf bringen wollte. Die junge Frau auf diesen Fotos war nämlich niemand anderer als die Frau des Bourbonenkönigs Franz II., die Königin Maria Sofia, von der alle wussten, dass sie keine Heilige war.

Doch diesmal war Maria unschuldig gewesen, denn später gaben zwei Männer zu, dass es sich bei den Bildern um eine Fotomontage handelte, bei der man einer Prostituierten einfach das Gesicht von Königin Maria Sofia aufgesetzt hatte. Im Jahr 1880 wurde in England das erste pornografische Buch gedruckt, das eine Reihe von Fotos mit entsprechender Bildunterschrift enthielt.

Mit dem technischen Fortschritt und dem Triumph der beweglichen Bilder erlebte auch die Pornografie eine neue Blütezeit, und bereits 1908 entstand in Frankreich der erste Pornofilm mit dem Titel *A l'Ecu d'or, ou la Bonne Auberge* (Das Goldwappen oder Die gute Herberge). Hierzu schrieb Enrico De Boccard in einem glänzenden Aufsatz: »In dem Film wirken vier Schauspieler mit, zwei Männer und zwei Frauen, und er erzählt die Geschichte eines Musketiers à la Alexandre Dumas, der während der Kriege von Louis XIII. oder Louis XIV. hungrig in einer Dorfwirtschaft einkehrt. Obwohl ihm der Wirt zu verstehen gibt, dass es nichts mehr zu essen gibt, wird der Musketier mit in einem erotischen Mahl zufrieden gestellt, das ihm eine reizende Kellnerin serviert. Doch auch beim Dessert hat der Musketier noch immer einen derart großen sexuellen Appetit, dass eine zweite Kellnerin hilfreich einspringen muss.«

»Dieses Genre«, schreibt Massimo Pepoli, »das sich im Verborgenen, im Privaten entwickelt hatte und einen ganz bestimmten Zweck verfolgte, war von Anfang an verpönt. Der Pornofilm wurde von reichen Wüstlingen oder Voyeuren, vor allem aber von Bordellen in Auftrag gegeben und diente einzig und allein der sexuellen Stimulation mithilfe von Bildern. Sexuelle Handlungen, zumeist in allen Details aufgenommen, waren Mittelpunkt des Streifens und ließen für nichts anderes mehr Platz.«

Die Produktion von Pornofilmen, die alle ungefähr fünfzehn Minuten dauerten, konnte nun durch nichts mehr aufgehalten werden. Bald verbesserte man auch die Technik und engagierte große Namen. So entstand 1913 der Film *Saffo und Priapo:* Drehbuch und Untertitel stammten von Gabriele D'Annunzio: »Deine Brüste sind wie zwei blutbesudelte Schilder. Dein Geschlecht gleicht einer Meereshydra, lebendig und weich … und wie eine feuchte Grotte ist es stets ein warmer Schutz, ein kostbarer Schrein.« Der Film erzählt von der leidenschaftlichen Begegnung zwischen der schönen Siby und ihrer Geliebten Adriana, die in ihre Liebesspiele auch eine junge und scheinbar widerspenstige Kellnerin einbeziehen, die sich hinter einem Spiegel versteckt hat, um sie zu beobachten. Doch ihre lustvoll ängstlichen Schreie locken einen bärtigen Mönch an, der sich statt um das Seelenheil seiner Schäfchen lieber um die Befriedigung seiner eigenen Lüste kümmert und es schließlich mit dem jungfräulichen Mädchen treibt.

Ironie vermischt sich mit Sinnlichkeit, wodurch eine neue Kategorie von Pornofilmen entsteht, und im ersten Jahrzehnt des 20. Jahrhunderts entstehen immer stärker strukturierte Filme mit mehr Handlung, wie der Streifen *Loths Töchter,* ein Film mit mythologischem Hintergrund, beweist.

Obwohl Frankreich die Heimat des Pornofilms ist, drängt 1915 Amerika mit dem Film *The Passage* auf den Markt, wenig später erfinden die Amerikaner den Zeichentrickfilm. Einer der berühmtesten Comicfilme dieses Genres ist wohl *Verborgene Schätze,* dessen Protagonist Eveready (was so viel wie »immer bereit« bedeutet) wie Priapus mit einem ständig steifen Schwanz herumläuft. Im Jahr 1923 gelangt die Zeichentricktechnik endlich auch nach Frankreich, und so entstehen Filme wie » *Die Geheimnisse des Klosters von Dominique* (1923), *Der Zug der Lust* (1928), *Coquin de printemps* (1939).

Dem Zeichentrickporno war übrigens ein langes Leben mit einigen Hochs und Tiefs beschieden, und das Genre existiert sogar noch heute. In den Fünfzigerjahren entstand *Snow White the Cutie*, 1971 der unvergessene Film *Fritz The Cat* nach einem Comic von R. Crumb, vier Jahre später der lustige Streifen *Tarzoon, die Schande des Dschungels*, dann die neuere Serie von *Wicked Willy* bis hin zu den jüngsten japanischen Produkten.

Auch als die Freudenhäuser in die Krise gerieten, ging die Pornofilmproduktion keinesfalls zurück, wie man hätte vermuten können, denn die Filme wurden von nun an in privaten Clubs oder inoffiziellen Kinosälen gezeigt, bis der Super 8 Film auf den Markt kam und rasanten Absatz fand, weil er es ermöglichte, Filme zu Hause anzusehen, was einen regelrechten Boom auslöste.

Ado Kirou schreibt, dass »die meisten inoffiziellen Filme immer die gleiche Geschichte erzählen. So tauchen verschiedene Sujets immer wieder auf, etwa das des Gärtners im Kloster, den man mit einer Nonne beim Sex erwischt, oder das des Diebs auf den Dächern, der eine oder mehrere Frau angreift oder vergewaltigt, oder des Arztes, des kleinen Postbeamten oder Wäschers; ganz abgesehen von den Filmen, die überhaupt keine Story haben, in denen zwei, drei Personen sofort zur Sache kommen und sich den unterschiedlichsten ›Leibesübungen‹ widmen.« Und natürlich taucht immer wieder das Sujet der Sekretärin auf, das schon 1937 in dem Film *La nouvelle secrétaire* für Männerfantasien sorgte. Über den Film schreibt Enrico De Boccard: »Ein Chef stellt eine neue Sekretärin ein und ist begeistert von ihr, vor allem von den Sonderleistungen.

Die Ehefrau ertappt ihn in flagranti mit der Sekretärin. Sie lässt sich erst wieder besänftigen, als sie sich, nicht ohne anfänglichen Widerstand, zu einem flotten Dreier überreden lässt.«

In einem Artikel mit dem Titel *Cinema Blu* zählt Enrico De Boccard chronologisch alle Pornofilme *ante litteram* auf und erwähnt neben dem Titel auch Herkunftsland, Handlung und Länge: *Der Mönch* (1922), *Die neue Kellnerin* (1924), *Der Nachhilfeunterricht* (1925), *Die Bestrafung des Neugierigen* (1926), *Beim Arzt* (1930), *Die Olivenernte* (1930), *Die FKK Bar* (1931), *Der galante Chauffeur* (1934), *Der Voyeur* (1934) und schließlich *Laster* (1938). Laut De Boccard eine außergewöhnliche Anthologie aller manuellen und heterosexuellen Sexualpraktiken, selbst der ausgefallensten und perversesten.

Im Laufe der Zeit, vor allem im Zuge der Libertinage, die in den skandinavischen Ländern stattgefunden hatte, ergaben sich immer größere Freiräume, und in den Sechzigerjahren entstand schließlich ein völlig neues Genre, der so genannte Softporno, eine Art offizieller Pornofilm, in dem der Geschlechtsakt nur vorgetäuscht wurde. In den Siebzigerjahren wurden die ersten Hardcorefilme gedreht, in denen nichts mehr simuliert wurde und die sogar in öffentlichen Kinos gezeigt wurden. Einer der ersten Streifen, mit dem der Pornofilm den Sprung aus der Illegalität schaffte, ist der mittlerweile legendäre Film *Deep Throat* mit Linda Lovelace unter der Regie von Gerard Damiano, der von einer Frau handelt, deren Klitoris sich im Hals befindet.

Nun konnte nichts mehr die rasante Verbreitung des Pornofilms aufhalten, und da mittlerweile alle Tabus gebrochen waren und immer neue Technologien zur Verfügung standen, wurde der Pornofilm zu einem der lukrativsten Geschäfte im Kino- und Fernsehbereich. Mit der Erfindung des Videorecorders hielt er auch Einzug in praktisch alle Haushalte.

Obwohl der Pornofilm seinen Siegeszug in relativ kurzer Zeit angetreten hatte, hinkte das so genannte offizielle Kino in Sachen Liberalität noch weit hinterher. Im Jahr 1926 war in Alessandro Blasettis Film *Beatrice Cenci* flüchtig ein Busen zu erkennen gewesen, während der russische Regisseur Aleksander Dowzhenko in seinem Film *Erde* ebenso kurz einen nackten weiblichen Körper zeigte. Im Jahr 1933 verursachte der Film *Ekstase* des Tschechen Gustav Machaty einen Skandal, weil die berühmte Schauspielerin Hedy Lamarr eine ganze Szene lang nackt zu sehen war. Im Jahr 1951 entstand der legendäre schwedische Film *Sie tanzte nur für einen Sommer* und 1956 waren Brigitte Bardots Brüste eindeutig die Protagonisten von Roger Vadims *Und immer lockt das Weib*. Im Jahr 1965 war in Milos Formans Streifen *Die Liebe einer Blondine* zum ersten Mal eine richtige Sexszene zu sehen.

Doch bis dahin gab es bloß jede Menge Anspielungen auf unsere verehrte SIE, selbst in Filmen, die scheinbar nicht im Entferntesten etwas mit IHR zu tun hatten, wie *Letto a tre piazze* (Dreierbett), in dem sich Totò mit Aroldo Tieri und Peppino De Filippo über die üppige Nadia Gray unterhält: »Das Oberteil geben wir dem Professor, dem es auch gebührt, das Unterteil nehme ich mir.« Um das Objekt der Begierde endlich einmal sehen zu können, musste man jedoch auf den Film *Blow up* von Michelangelo Antonioni warten.

1966 war ein gesegnetes Jahr. In einem Artikel mit der Überschrift *La formidabile storia del cinema fuorilegge* (Die fantastische Geschichte des verbotenen Kinos), dessen Autor ich leider nicht ausfindig machen konnte, stand:

»Alles, was bisher verpönt gewesen war, griff schließlich James Broughton, ein Regisseur der New Yorker Schule, in seinem Film *The Bed* (Das Bett, 1967) auf. Doch die endgültige Eroberung der Leinwand durch den nackten Körper und die Liebe kam wie zu erwarten aus Schweden. Der Film *Ich bin neugierig* (1968) von Vilgot Syöman, kommt uns heutzutage fast wie eine soziologische Studie vor, schlug damals aber wie eine Bombe ein.« Vier Jahre später dann der Skandalfilm *Der letzte Tango in Paris* von Bernardo Bertolucci mit Maria Schneider und Marlon Brando. Damit sind wir in den Siebzigerjahren angelangt, eine Zeit der großen Kämpfe im Namen der sexuellen Freiheit, und auch der italienische Film musste sich die Frage stellen, wie es nun weitergehen sollte. Ein nackter Körper im Film war inzwischen nichts Besonderes mehr, doch unsere verehrte SIE durfte allenfalls aus der Ferne aufblitzen, damit SIE ja nicht unseren nächtlichen Frieden störte, über den der weise Schutzengel der Zensur und der unfehlbare Arm des Gesetzes wachten ... der aber auch nicht immer so unfehlbar war.

Im Jahr 1972, nach dem großen Erfolg von Pasolinis *Decamerone*, wurde ein zweiter Film mit dem Titel *Decamerone 2. Le altre novelle del Boccaccio*, (Decameron 2 – weitere Novellen von Boccaccio) gedreht. Unter der Regie von Mino Guerrini spielten Mario Brega, Antonella Murgia und Mariangela Giordano. Die Produzenten waren Gabriele Crisanti und Luigi Nannerini. In diesem Film war deutlich eine Scham zu sehen, und darum kam es auch zur Anzeige »wegen Erregung öffentlichen Ärgernisses aus Profitgründen«. Der zweite Punkt der Anklage hingegen betraf eine Filmszene, in der eine nackte Frau zu sehen war, die in einer Schwefelgrube in Pozzuoli spazieren ging. Wegen dieses Ausschnittes durften die Produzenten drei

Jahre lang nur mit behördlicher Genehmigung das Land verlassen. Die Anwälte mussten beweisen, dass es sich bei der Schwefelgrube nicht um einen öffentlichen Platz handelte, sondern dass das Gelände abgeriegelt und nur mit Genehmigung betreten werden durfte; und dass außerdem die Darstellerin keine Prostituierte war, sondern eine Filmszene gedreht hatte.

Können Sie sich nun vorstellen, in welcher Zeit wir damals lebten? Nein? Dann lassen Sie mich noch eine kleine Geschichte erzählen.

Im darauf folgenden Jahr drehten dieselben Produzenten einen Film mit dem Titel *Quanto è bella la Bernarda, chi la tocca e chi la guarda* (Wie schön ist doch Miss Brown, man schaut sie an, man fasst sie an), der ursprünglich *Decamerone 5* heißen sollte. Man beschloss jedoch, den Titel zu ändern, aus Angst, das Publikum könnte den Überblick verlieren. So kam es in der Stadt L'Aquila in den Abruzzen zur erwarteten Beschlagnahmung des Films, denn diesmal war die Scham in ihrer vollen Größe zu sehen. Entweder wollten die Produzenten als Märtyrer im Kampf für die sexuelle Freiheit dastehen (was kaum anzunehmen ist, denn es handelte sich ja um einen kommerziellen Film, der auf Einnahmen und nicht auf Gerichtsbeschlüsse angewiesen war) oder in L'Aquila hatte irgend jemand ein äußerst gespaltenes Verhältnis zu seinem Optiker!

Bei der ersten Verhandlung, die im Eilverfahren durchgeführt wurde, protestierten die Angeklagten so entschieden, dass alle Anwesenden eiligst ins Gefängnis geschafft wurden. Auch der Richter. Nicht, dass der sich selbst verhaftet hätte, er wollte sich einfach von der Sachlage überzeugen , indem er den Film in Zeitlupe ablaufen ließ. Da es im Amtsgericht jedoch keine elektrische Anlage für den

Projektor gab, musste man ins Gefängnis übersiedeln. Was für eine komische Situation: Der nächtliche Marsch zum Gefängnis, der anstrengende Transport des riesigen Projektors, der erst noch angeschlossen werden musste, und das ständige Hantieren des Technikers, der immer wieder die beklagte Stelle vorführen muss. »Sehen Sie, Herr Richter, das ist keine Scham.« »Was Sie nicht sagen«, hat dann wohl jemand dazwischen gerufen, »das ist eine Scham. Sie wollen doch nicht etwa behaupten, dass ich eine Scham nicht erkenne?« Und wieder ein Hin und Her bis zum fatalen Standbild: »Sehen Sie, Herr Richter? Das ist keine Scham!« (Angesichts der späten Stunde und der allgemeinen Müdigkeit wurde an dieser Stelle wahrscheinlich ein sehr viel einprägsamerer Begriff verwendet.)

Kurz darauf verließen die Produzenten mit dem Film unterm Arm seelenruhig das Gefängnis, um ihn gleich am nächsten Tag wieder vorzuführen. Was war geschehen? Die beklagte Scham war tatsächlich keine Scham gewesen, sondern das Genick eines Statisten, der zufällig vor der Kamera gestanden hatte. Die Scham der nackten Frau war verhüllt gewesen!

Sex und Sexualität haben sich also im offiziellen Kino immer mehr Freiräume erkämpft. Der beste Beweis dafür ist die Menge der erotisch-komödiantischen und schließlich nur noch erotischen Filme, die in der Folge gedreht wurden und die sich noch immer eindeutig vom Pornofilm unterschieden. Nicht allen ist dieser Unterschied jedoch willkommen. Nanni Moretti drückte es in seinem Film *Io sono un autarchico* (Ich bin unabhängig) einmal folgendermaßen aus: »Es gibt den erotischen Film, der natürlich seine Berechtigung hat und ganz bestimmte Leute anspricht, und den Pornofilm, also die reine Pornografie, und das ist das Einzige, was mich anspricht.«

Viva la foca (Es lebe die Maus), *Quell'umida fessura* (Feuchte Spalte), *Dieses obskure Objekt der Begierde* sind drei ganz unterschiedliche Filme, die jedoch unmissverständlich beweisen, dass unsere werte SIE ihr Ziel erreicht hat und nun häufiger im Bild ist. Gäbe es einen Oscar für die beste Darstellerin in dieser Kategorie, müsste er den Hauptdarstellerinnen des Films *Pussy Talk* oder *Le sexe qui parle* (Der Sex spricht) von Francis Leroi und Frederic Lansac mit Penelope Lamour und Beatrice Harnois in den Hauptrollen verliehen werden. Basierend auf einem Werk von Denis Diderot *(Les Joyaux indescrets)* erzählt der Film die Geschichte einer Vagina, »die nicht nur sprechen kann«, wie Liliana Fontana schreibt, »sondern über ihre Herrin, eine junge bürgerliche Frau bestimmt, die ihr blind gehorcht und sich mutig in zügellose Abenteuer stürzt«. Dies ist sicher eine sehr viel komischere und lustvollere Situation als die, die der Koreaner Kim Ki Duc in seinem Film *Die Insel* beschreibt, der im Sommer 2000 beim Festival in Venedig vorgestellt wurde. Darin begeht eine junge Frau Selbstmord, indem sie Angelhaken in ihre Vagina steckt und sich dann ins Meer stürzt. Ihr Mann versucht verzweifelt sie zu retten, und raten Sie mal, an welchem Körperteil der Fischer sie an Land zieht? Moral von der Geschichte: Zwei ohnmächtige Frauen während der Vorstellung.

Unsere SIE hat all diese Exzesse gar nicht nötig. Im Gegenteil, ich glaube nicht, dass SIE Geschmack daran finden würde, vor allem in Zeiten, in denen SIE auch in ganz normalen Filmen Aufsehen erregt und unter Beweis gestellt hat, dass SIE keine Außenseiterin, sondern ein vollwertiges Mitglied unserer Gesellschaft ist. In dem Film *An Deiner Seite* mit Bruce Willis und Michelle Pfeiffer heißt es in einem Dialog zwischen den beiden: »Der Penis ist ein

Triebwerk, so eine Art Hammer. Er haut auch dann zu, wenn er sauer ist. Manchmal sogar noch besser. Die Vagina hingegen ... die Vagina ... die Vagina muss sehr entspannt sein, wenn sie sich öffnen und empfangen will. Wie soll sie den Gast denn einlassen, wenn sie stinksauer ist?«

Der Rest ... nun, der Rest ist Leben. Ein etwas freieres Leben, in dem eine entblößte SIE weniger Aufsehen erregt als ein vermummter Dieb oder korrupte Politiker. Und zweifellos wird SIE sich ihren Platz auch auf der Leinwand erkämpfen.

Wirklich?

9. KAPITEL

Der Mythos der Jungfräulichkeit

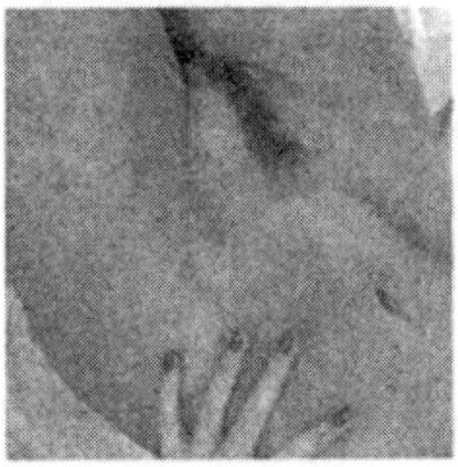

Die Jungfräulichkeit beziehungsweise die absolute Reinheit, die Umwandlung der Sexualität in Opfer und Verzicht, ist in vielen Teilen der Welt und in vielen Kulturen noch immer von großer Bedeutung.

Im römischen Kaiserreich wurden die Vestalinnen bei lebendigem Leibe begraben, wenn sie ihr dreißigjähriges Keuschheitsgelübde brachen; bei bestimmten japanischen und chinesischen Volksgruppen genießt das unversehrte Jungfernhäutchen große Achtung; in vielen Mittelmeerländern, aber auch in Russland, Asien und Afrika wird das in der Hochzeitsnacht benutzte Laken am nächsten Tag am Balkon ausgehängt, um anhand des Blutfleckes unter Beweis zu stellen, dass die Braut noch unberührt war.

Lance Rancier schreibt: »In bestimmten Regionen Indiens zog sich das Brautpaar während der Feierlichkeiten in das Schlafzimmer zurück, und Freunde und Verwandte warteten auf den Schrei der Braut, der Beweis, dass die Braut ihre Jungfräulichkeit verloren hatte. Man wartete schweigend, denn es galt als schlechtes Omen, wenn nicht alle ihn hörten. Sobald man den Schmerzensschrei des Mädchens vernommen hatte, zerbrach ein Priester eine Kokosnuss auf einem roten Stein, der die Form eines Penis hatte. Mit dieser Zeremonie feierte man den Verlust der Jungfräulichkeit.«

Auch im Westen galt es als Verlust, wenn die Braut nicht mehr jungfräulich war, wie ein mittelalterlicher Brauch aus Wales beweist, wo der Ehemann der Braut eine Mitgift zahlen musste, wenn er sie vor der Hochzeit entjungfert hatte. Viel früher mussten die assyrischen Männer eine Strafe bezahlen, die dem Wert der verlorenen Jungfräulichkeit entsprach, wenn sie ein williges Mädchen verführt hatten.

Nicht immer jedoch verlor man die Jungfräulichkeit infolge eines Geschlechtsverkehrs. Im neunten Jahrhundert wurde die japanische Braut am Vortag ihrer Hochzeit zur heiligen Stätte der Ise geführt, wo sie mit Hilfe eines hölzernen Phallus entjungfert wurde. Im alten Rom übernahm in gewissen Epochen eine Statue des Fruchtbarkeitsgottes diese Aufgabe, und die zukünftige Braut musste sich langsam auf seinen Penis aus Stein setzen. Einen ganz ähnlichen Brauch gab es auch im alten Indien, wo das Mädchen sich auf eine Statue des Gottes Shiva hockte. Die Hindus verehren zwar noch immer ihren Gott Shiva, doch die alten Zeremonien gibt es nicht mehr. Stattdessen gibt es einen völlig neuen Brauch, der aber nicht mehr unbedingt etwas mit der Jungfräulichkeit zu tun hat: »Im Hinduismus«, schreibt Maggie Paley in ihrem *Penisbuch,* »wird die phallische Gottheit Shiva, die das schöpferische Prinzip und den Ursprung aller Dinge repräsentiert, in der Form des *lingam* beziehungsweise Penis verehrt. In den Tempeln haben Shivas *lingams* nicht immer die Form eines Penis; es handelt sich vielmehr oft um ovale, breite und flache Steine oder um breite, niedrige Kerzen. Meinen ersten *lingam* habe ich in einem Hindutempel in Flushing in New York gesehen. Zu Beginn der Zeremonie öffnete sich der Vorhang der Kapelle und man sah einen großen, ovalen *lingam* von rötlich grüner Farbe. Er stand auf einer Yoni, einem Sockel in Vulvaform, die er zu drei Vierteln überragte. In dieser Kapelle in Flushing zelebrierten zwei sehr junge Priester den Ritus. Sie hatten nackte Oberkörper und trugen weiße Stoffstreifen um die Mitte, wie Figuren auf einem antiken Fries. Ihre Aufgabe bestand vor allem darin, einen Opfertrank über den *lingam* und eine Stierstatue zu gießen, die ganz in der Nähe stand. Zu den Opfergaben gehörten Milch, Honig, Yoghurt, Butter, kleine Bananenstücke, Äpfel und Orangen. Nach jedem Opfer wurden der *lingam* und die Stierstatue mit Wasser gewaschen. Dazwischen läutete eine Glocke und auf der Höhe einer imaginären Stirn wurde eine Blume niedergelegt. Der Ritus wurde in Sanskrit zelebriert.«

Alain Danielou wiederum schreibt in seinem Buch *Phallus:* » Auch heute noch wird den jungen Nepalesinnen bei einer Zeremonie, die dem Gott eine Art *ius primae noctis* zugesteht, mithilfe einer phallusförmigen Frucht das Jungfernhäutchen durchstoßen.«

Die Angst, die Frau könnte nicht mehr unberührt sein – ein Ausdruck von Besitzdenken und falsch verstandener Ehre – hat den Mann zuweilen dazu gebracht, zu Zwangsmethoden wie der Infibulation (Beschneidung der weiblichen Geschlechtsorgane) oder dem ledernen Keuschheitsgürtel zu greifen, der erst kurz vor der Hochzeit entfernt werden durfte. Mit einem ähnlichen Panzer schützten sich auch die Frauen von der Halbinsel Kamtschatka. Gelang es einem Heiratskandidaten dennoch, mit seinen Fingern die SIE seiner Geliebten zu berühren, wurde die Heirat offiziell anerkannt. War das Mädchen dagegen, wehrte es sich mit allen Kräften, war es hingegen dafür, tat es sein Möglichstes, um ihm Zugang zu verschaffen. Man kann sich leicht vorstellen, was der erschöpfte, aber glückliche junge Mann ausrief, wenn er sein Ziel erreicht hatte: »Tor!«

Hin und wieder passiert es jedoch (und wird immer wieder passieren), dass eine Frau vor der Hochzeit die Jungfräulichkeit verliert, noch dazu mit einem anderen Mann. Was tut man in so einem Fall? Ist nun alles verloren? Nein, keine Sorge, denn es gibt viele, oft sogar uralte Mittel, um die Jungfräulichkeit wiederherzustellen, wie uns Edgar Gregersen anschaulich schildert: Man nehme zum Beispiel einen in Schweineblut getränkten Schwamm (zur Not tun es auch Blutegel oder kleine Glassplitter) und führe ihn in die Vagina ein. Im richtigen Augenblick wird eine ausreichend starke künstliche Blutung entstehen. Um die Größe der Vulva zu verkleinern, kann man es, einmal abgesehen von der klassischen Naht oder der Wiederherstellung des Jungfernhäutchens mit Ziegendarm durch die moderne plastische Chirurgie, auch mit Essigdämpfen oder Myrrhe, Eichelsud oder Alaun versuchen. In orientalischen Bordellen müssen die Mädchen diese Prozedur mehrmals wöchentlich über sich ergehen lassen, denn auf diese Weise kann man für die großzügige, leichtgläubige und leicht zufrieden zu stellende Kundschaft Jungfrauen »recyceln«. Denn wahrscheinlich träumt jeder Mann davon, ein Mädchen zu entjungfern und in die Sexualität einzuführen. In Marquis de Sades *Philosophie im Boudoir* sagt Madame de Saint-Ange zu ihrem Kavalier: »Heute werde ich deiner Leidenschaft eine Jungfrau darbieten, die schöner als die Liebe selbst ist. Dolmancè und ich werden diesem entzückenden Köpfchen alle Regeln der ausschweifendsten Zügellosigkeit beibringen, sie mit unserer Leidenschaft entzünden, sie mit unserer Philosophie nähren, ihr unsere Wünsche einflößen, und weil ich der Theorie ein bisschen Praxis folgen lassen will, habe ich dich auserkoren, die Myrten der Kythera zu ernten.«

Aber nun zurück zu den verschiedenen Tricks, um die verlorene Ehre wiederzuerlangen. Die Mädchen von der Insel Tonga nahmen in der Hochzeitsnacht eine alte Verwandte ins Schlafzimmer mit, die eigentlich die Aufgabe hatte, dem Dorf mitzuteilen, dass das Mädchen noch unberührt war. Ging die Sache jedoch schief, entpuppte sich die Verwandte oft als Rettungsanker. Sobald die Frau zu ahnen begann, wie es mit dem Mädchen tatsächlich stand, nahm sie einen mit Tierblut getränkten Schwamm mit, beschmierte damit die Leintücher und führte sie den Dorfbewohnern vor, welche die schlechte Angewohnheit hatten, ihre Nase in die Angelegenheiten fremder Leute zu stecken. Der Ehemann war natürlich eingeweiht, und sofern er nicht selbst der »Schuldige« war, war zumindest seine Ehre gerettet.

Einen anderen Trick, der auch nicht von schlechten Eltern ist, benützten die alten Perser: Wenn ein Mädchen aus gutem Hause vor der Hochzeit die Jungfräulichkeit verlor, musste sie einen Mann von niedrigem Rang heiraten, der gezwungen wurde, die Reinheit des Mädchens zu bestätigen. Gleich darauf erfolgte die Scheidung, und das Mädchen war zwar nun geschieden, ursprünglich aber Jungfrau gewesen und durfte nun einen Mann ihres Ranges heiraten. Ein Schwindel also, aber nach vollendeter Tat.

Aber gibt es auch eine Möglichkeit, von vornherein sicherzugehen, dass das Mädchen noch jungfräulich ist? Ich persönlich rate zur klassischen oral-fideistischen Methode, wobei es sich um keine alternative Sexualpraktik handelt, sondern schlicht und ergreifend um die Möglichkeit, sie direkt zu fragen und ihr zu vertrauen. Ist die Jungfräulichkeit hingegen von großer Bedeutung und das Vertrauen gering, dann kann man auf »unfehlbare« wissenschaftliche Methoden zurückgreifen, wie sie Lance Rancier beschreibt: »Scotus erkannte eine Jungfrau an ihrer Nase. Er berührte die Nasenspitze und behauptete, dass Mädchen mit Spalt im Nasenknorpel Jungfrauen seien. Musitano aus Neapel hatte eine ganz ähnliche Theorie: ›Man nehme einen doppelten Faden, lege ihn ihr um den Hals, zeichne den Punkt ein, der die Länge angibt, und mache einen Knoten. Dann lege man den zweiten Faden so, dass er einen Kreis bildet. Passt der Kopf nicht durch, ist das Mädchen noch Jungfrau.‹ Ein gewisser Doktor Chavernac hingegen berief sich auf die Füße, um die Jungfräulichkeit nachzuweisen. Seiner Meinung nach hatten Jungfrauen gerade Füße. Bei einer Frau, die hingegen ihre Jungfräulichkeit verloren hatte, waren die Füße stets nach außen gedreht. Der römische Dichter Vergil behauptet in seinem vierten Buch der *Georgica,* dass Bienen niemals Jungfrauen, sondern stets nur erfahrene Frauen stechen, denn da Bienen sich nicht durch Geschlechtsverkehr vermehrten, fürchteten sie Wesen, die sich auf diese Weise vermehrten. Sie schützten sich vor ihnen, indem sie sie stachen. Gugliemo di Saliceto, ein Arzt aus dem 13. Jahrhundert, war hingegen der Meinung, dass eine Jungfrau weniger geräuschvoll als eine erfahrene Frau urinieren und länger dazu brauchen würde.«

In Island glaubte man sogar, dass besonders kitzelige Mädchen bereits ihre Unschuld verloren hätten.

Um den Mythos der Jungfräulichkeit ranken sich regelrechte Legenden und ihr wurden wundersame, wenn nicht sogar heilende Kräfte zugeschrieben. Die weißen Kolonisatoren in Brasilien glaubten im 16. Jahrhundert, dass sie von Syphilis geheilt würden, wenn sie sich mit einer Schwarzen vereinigten, die noch Jungfrau war. Leider glaubt man in Afrika heute dasselbe in Bezug auf AIDS. Emanuela Audisio und Giovanni Maria Pace schreiben dazu in der Tageszeitung *La Repubblica*: »Es ist tragisch, dass man in Afrika glaubt, HIV-Positive oder sogar AIDS-Kranke würden von ihrem Leiden geheilt, wenn sie ungeschützten Verkehr mit einer Jungfrau hätten. Die Zahl der Vergewaltigungen ist enorm gestiegen. Das bevorzugte Alter der Opfer: zwischen 13 und 25 Jahren. Warum, wo doch Promiskuität und Polygamie an der Tagesordnung sind und es so gut wie keine religiösen Tabus mehr gibt? Die Jugendlichen gestehen: Die Jungfrauen heilen von AIDS. Das glauben in Afrika alle.«

Man kann also sagen, dass die Jungfräulichkeit bei vielen Kulturen hoch im Kurs steht, wobei es allerdings zu manchen bedauerlichen Irrwegen kommt. Die meisten Anhänger der Jungfräulichkeit finden sich allerdings im religiösen Bereich, wo die Jungfräulichkeit sogar als eine geistige Tugend angesehen wird. Man denke nur an die Katholiken oder an die hebräischen Fundamentalisten, bei denen die Braut verstoßen wird, wenn sie, wie es im Deuteronomium gefordert wird, bei der Hochzeit keine Jungfrau mehr ist. Oder auch an den Islam, wo unberührte Jungfrauen sogar das Paradies bevölkern.

Es gibt jedoch auch Ausnahmen. In gewissen Epochen und bei gewissen Völkern wurde die Jungfräulichkeit abgelehnt, wie man zum Beispiel in Marco Polos Bericht über das alte Tibet nachlesen kann. Bei gewissen Andenvölkern wurden Mädchen verachtet, die unberührt in die Ehe gingen, denn das bedeutete, dass sie hässlich und unerzogen waren und dass die Männer, die ihnen den Hof gemacht hatten, das Weite gesucht hatten. In Holländisch-

Indien (dem heutigen Indonesien) und in Neuguinea genossen die Mädchen schon zum Zeitpunkt der ersten Menstruation große sexuelle Freiheit. Lance Rancier schreibt, dass man in einigen Regionen Indiens glaubte, die Familienangehörigen eines Mädchens würden zur Hölle fahren und müssten jeden Monat ihr Menstruationsblut trinken, wenn sie es nicht schafften, vor dem Auftreten der ersten Menarche einen Ehemann für sie zu finden. Im alten China dachte man, dass ein siebzehnjähriges Mädchen, das noch unberührt war, ernsthafte Probleme hätte, und bei verschiedenen kongolesischen Stämmen ist das Wort »Jungfrau« gleichbedeutend mit »Verrückte« oder »Idiotin«. Entsprechend der überlieferten Meinung, dass die Jungfräulichkeit ein Hindernis für die Lust darstellte, beauftragte der Sultan von Malabar und König von Kalkutta sogar einen Hohepriester, »ihm den Weg zu öffnen«. Reay Tannahill schreibt, dass verschiedene türkische Volksstämme den Brauch des *Melauzim* bis zu Beginn des 20. Jahrhunderts beibehalten hätten. *Melauzim* bedeutete, dass der Bräutigam die Braut zuerst seinen Freunden anbot, bevor er sich selbst mit ihr vergnügte. In diesem Zusammenhang erzählt man die Geschichte eines Soldaten, der dem ganzen Regiment, sprich ungefähr hundert Männern, die Dienste seiner Braut anbot, woraufhin der Oberst ihn für seine Loyalität zum Hauptmann ernannte!

Jungfräulichkeit, ja oder nein ... Mythos, Objekt der Begierde oder lästiges Hindernis ... jeder soll es halten, wie er will. Ich persönlich stimme ganz mit einem lieben Freund überein, der einen orakelhaften Spruch geprägt hat, einen Spruch von der Sorte, die einen ein Leben lang begleiten: »Ich will nicht der erste Mann im Leben der Frau sein, die ich liebe, sondern der letzte.«

10. KAPITEL

Das erste Mal

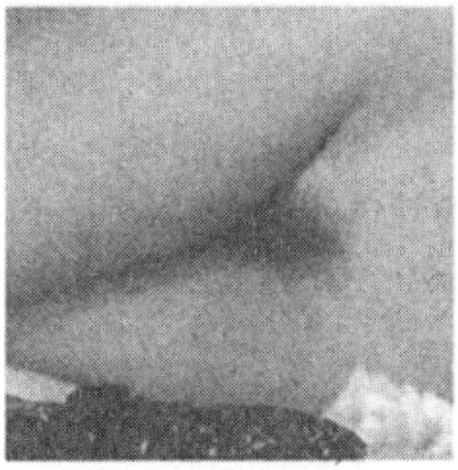

Bis zum heiß ersehnten ersten Mal befinden sich Mädchen und Jungen in einer Zeit des Dialogs: Das heißt, man gebraucht jede Menge Vorwände, Ausflüchte, Überredungskünste (ich persönlich hatte mich auf die verbale Betäubung spezialisiert, ich redete unablässig auf meine Gesprächspartnerin ein, bis sie völlig verwirrt war). Aber auch diese Zeit ist von Riten geprägt: Bei verschiedenen nordamerikanischen Indianerstämmen zum Beispiel ging ein junger Mann, der eine Nacht mit einem Mädchen verbringen wollte, mit einem Knüppel in ihr Zelt (einem Holzknüppel, wohlverstanden!), legte ihn ins Feuer (den Holzknüppel natürlich) und wartete begierig ab: Löschte sie den Knüppel, so blieb er, zog sie sich die Decke über den Kopf, machte er sich samt seinem Knüppel (dem echten!) niedergeschlagen davon. Sehr viel direkter, dafür aber weniger geschmackvoll, gingen die Bewohner der kleinen Pazifikinsel Tikopia vor: Wenn ein junger Mann Sex mit einem Mädchen wollte, hob er ihr einfach den Rock hoch. Und wie machten es die Einwohner der Marshall-Inseln? Die Jünglinge näherten sich den Mädchen, indem sie immer wieder die Worte »Penis« und »Vagina« aussprachen und dabei vielsagend mit den Augen rollten. Schlimmstenfalls riskierten sie, für verrückt erklärt zu werden. Ein kleines Risiko im Vergleich zu dem der jungen Männer von den Samoainseln, die nackt in das Haus ihrer Angebeteten eindrangen, während die Eltern schliefen. War das Mädchen gegen eine Vereinigung, verfolgten alle den vermeintlichen Dieb.

Die direkte Methode, die sowieso selten zum Ziel führt, ist hierzulande durch das klassische Hofieren ersetzt worden: kleine Gefälligkeiten, Aufmerksamkeiten, Liebkosungen, zärtliche Worte, Dinner bei Kerzenschein, Blumen usw. Das Ergebnis ist meistens das gleiche, man kann sich allerdings mit der Tatsache trösten, dass man Zeit und Geld verschwendet … und vor allem im eigenen Saft geschmort hat. Aber immer noch besser als die Methode, die in der Vergangenheit in gewissen Regionen Boliviens üblich war, wo die beiden Turteltäubchen sich eine Zeit lang zärtlich entlausten, einander die Zecken entfernten und sie verspeisten (wie sagte doch der Schriftsteller Robert Musil so schön: »Flöhe bevorzugen dieselben Körperstellen wie Liebende«).

In vielen Kulturen ergreift jedoch die Frau die Initiative, was hin und wieder zu einer regelrechten Männerjagd ausarten kann. Lance Rancier schreibt: »Die Maori-Mädchen bekundeten sexuelles Interesse an einem Mann, indem sie ihn an der Handfläche kratzten oder zupften. Nur die Mädchen aus Papua, Neuguinea und von den Torres Straits Inseln durften den Männern die Ehe antragen, die sich natürlich lange bitten ließen, um sicherzugehen, dass es dem Mädchen auch wirklich ernst war. Beim sibirischen Kamchadale-Stamm gingen die Frauen auf Männerjagd, was oft sogar so weit ging, dass sie mit dem Auserwählten kämpften. Die Mädchen der südamerikanischen Halbinsel Guajira versuchten den jungen Mann ihrer Wahl während eines feierlichen Tanzes zu Fall zu bringen. Wenn es einem Mädchen gelang, durfte es Sex mit ihm haben. In Dahomey (dem heutigen Benin) an der westafrikanischen Küste bekundeten die Frauen ihr Interesse an einem Mann, indem sie den Rock fallen ließen und sich zur Schau stellten.«

Doch irgendwann, früher oder später, kommt es in der einen oder anderen Weise, auf Initiative des Mannes oder der Frau, schließlich zum ersten Mal.

Zu Beginn des Jahres 2000 erzählte mir eine achtzehnjährige italienische Freundin: »Mein erstes Mal ist noch nicht lange her, und es war wunderschön, so wie ich es mir immer erträumt hatte: Mein Erster war ein Märchenprinz, der Junge meiner Träume, der Star, den ich immer auf der Leinwand bewundert hatte, dessen Poster ich aufgehängt hatte und bei dessen Anblick mir das Herz höher schlug! Ich bin mir sicher, dass ich mich immer an das erste Mal erinnern werde, auch wenn es nicht die große Liebe meines Lebens war, immerhin dauerte das Ganze nicht länger als achtundvierzig Stunden. Trotzdem war es wunderschön und ist ausgerechnet mit ihm passiert! Ich hatte keine besonderen ›technischen‹ Probleme dabei, alles war sehr natürlich. Nur als er in mich eindrang, hat es ein klein bisschen wehgetan. Ich habe darüber mit einer etwas älteren Freundin gesprochen, die mir gesagt hat, dass so etwas häufig vorkommt, dass man beim ersten Mal nur wenig Schmerz oder Widerstand verspürt. Ich glaube aber nicht, dass ich einen echten Orgasmus hatte.«

Auch die frisch vermählte Frau in der alten hebräischen Welt wird kaum einen Orgasmus erlebt haben, wenn man sich vorstellt, dass zwei Zeugen das Brautpaar ins Schlafzimmer begleiteten, um dort dem Liebesspiel beizuwohnen. Die afrikanischen Bakintara-Mädchen hingegen mussten die störende Anwesenheit einer Tante hinnehmen, die nicht nur in der ersten Nacht dabei war, sondern sogar Anweisungen in Echtzeit gab; offenbarte sich die Nichte als allzu unerfahren, konnte es durchaus vorkommen, dass die Tante sich selbst »opferte«, ihren Platz im Ehebett einnahm und praktische Hinweise gab (hinter vorgehaltener Hand munkelte man jedoch, dass es noch niemals vorgekommen sei, dass eine Bakintara-Tante ihrer Nichte etwas beibringen musste!).

Wer bei einer Frau »die Frucht der Unschuld« pflücken durfte, war jedoch oft auch eine Frage der Macht, und es ist historisch erwiesen, dass die Frauen das erste Mal nicht immer mit ihren Männern vollzogen. Die Rede ist natürlich von dem so genannten *ius primae noctis*, einem Brauch, demzufolge es dem adeligen Herrn zustand, die Bräute seiner Untertanen zu entjungfern.

Dieser Brauch, der schon im römischen Kaiserreich – man denke nur an Caligula – und im Mittelalter in weiten Teilen Europas verbreitet war, hatte in anderen Teilen der Welt religiöse Bedeutung, was hinsichtlich der Ausführung natürlich keinen wesentlichen Unterschied machte: In Ostindien zum Beispiel durften die Männer ihre Bräute nicht entjungfern, denn dieses Privileg stand offiziell nur dem Hohepriester zu.

Nach dem ersten Mal stellt sich unweigerlich die Frage, wie es nun weitergeht. Der Mann hat sich zwar versichert, dass seine Braut tatsächlich jungfräulich war, aber nun kehren seine Ängste wieder. Wie kann er sicher sein, dass seine Frau ihm auch weiterhin treu bleibt?

Die Männer vom afrikanischen Stamm der Zande bestrichen ihr Glied mit einem starken Gift, bevor sie mit ihrer Frau schliefen. Die Wirkung dieses Gifts war auf den Penis beschränkt, und dank eines Gegenmittels hatte der Ehemann keinerlei Beschwerden. Wagte sich jedoch ein anderer ins Sperrgebiet ... zack, schon schnappte die Falle zu! Der persische Schriftsteller Nimatullah Al Gazairi rät zu weniger grausamen Methoden: »Ein getrockneter Fuchshoden, gehackt, mit frischem Sesamöl vermischt und vor dem Verkehr mit der Frau auf das Glied gestrichen, bewirkt, dass sie nachher mit keinem anderen Mann mehr zusammen sein möchte. Dieselbe Wirkung erzeugt man, wenn man den Penis mit dem Blut eines Wiedehopfs oder Ziegenbocks oder mit der Galle eines Schafs oder einer schwarzen Henne einreibt, bevor man ihn in die Vagina der Frau einführt.«

11. KAPITEL

Schatz, ich habe den Schlüssel verloren oder Der Keuschheitsgürtel

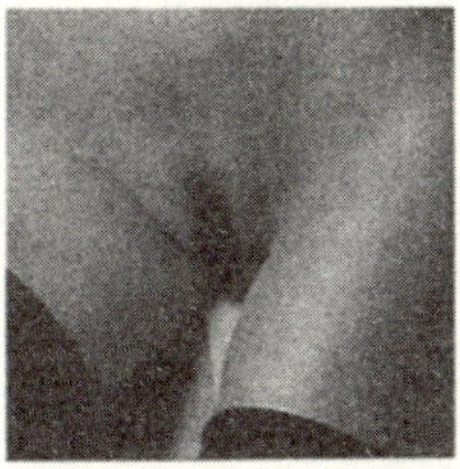

»Schatz, ich habe den Schlüssel verloren!« Wer weiß wie oft dieser Satz hinter den undurchdringlichen Mauern mittelalterlicher Burgen oder prächtiger Schlösser späterer Epochen zu hören war, worauf die ganze Burg auf den Kopf gestellt wurde. Egal, ob die Stimme einem Mann oder einer Frau gehörte, egal ob er angesichts dieser Feststellung bestürzt war oder sie, Schlüssel gab es jedenfalls nur einen: nämlich den, der den Zugang zum blühenden »Garten der Lust« ermöglichte. Der »heilige« Schlüssel also, die unumgängliche Ergänzung zu jedem Keuschheitsgürtel, den, wie man sich erzählt, selbst der christliche Herrscher Karl Martell in der Schlacht von Poitiers verloren haben soll. So lautet auch der Text eines berühmten Lieds, das von Paolo Villaggio geschrieben und von Fabrizio De Andrè vertont wurde:

»König Karl kam aus dem Krieg, und sein Land bekränzte ihn mit Lorbeeren/Unter der warmen Frühlingssonne leuchtet die Rüstung des siegreichen Herrn./Das Blut des Prinzen und des Mauren röten den Helm von gleicher Farbe,/doch mehr noch als die Verletzungen verspürt Karl der Liebe Glut/Wer jedoch der süßen Braut den Keuschheitsgürtel auferlegt, oh je, das ist schlimm,/läuft in der Schlacht Gefahr, den Schlüssel zu verlieren.«

Der Keuschheitsgürtel auch »Jungferngürtel«, »Eifersuchtsschloss« oder »Lustzügler« genannt, wurde vom Manne erfunden, damit er sicher sein konnte, dass seine Frau während seiner Abwesenheit keusch war. In Kriegszeiten legten ihn die Frauen oft freiwillig an, um der Gefahr der Vergewaltigung durch den Feind zu entgehen.

Meistens bringen wir den Keuschheitsgürtel mit dem Mittelalter in Verbindung, doch es gab ihn schon sehr viel früher. Schon die alten Griechen verwendeten ihn, wenn auch vorwiegend zum Schutze: Er war aus kräftiger Wolle gefertigt und wurde von einem festen Knoten, dem so genannten »Herkulesknoten« verschlossen. Doch auch zur Zeit Christi trugen die Frauen Keuschheitsgürtel, den so genannten Koomz, der aus Kupfer oder sogar Gold gefertigt war. Dem Rabbiner Izaki zufolge wurde die Bezeichnung des Gürtels aus den Anfangssilben der Worte *kahan, mokolm* und *zimo* gebildet, was übersetzt »Ort des unzulässigen Geschlechtsverkehrs« bedeutet.

Das führt uns sogleich zu anderen Kulturen und Ländern, wo der Mann seinen Besitzanspruch nach wie vor in Form von Bräuchen formuliert, die nicht nur in psychischer, sondern auch physischer Hinsicht eine Quälerei darstellen. Die Rede ist natürlich von der weiblichen Beschneidung, doch dazu später.

Zurück zum rein frivolen Aspekt des Keuschheitsgürtels in seiner überlieferten Bedeutung, nämlich als Gegenstand, der fast ausschließlich vom Adel benutzt wurde. Der Keuschheitsgürtel wurde von Hand gefertigt, war oft kostbare Goldschmiedearbeit und wurde vermutlich durch die Kreuzritter bei ihrer Rückkehr aus dem Orient zwischen dem 11. und 13. Jahrhundert in Europa eingeführt. Ausgerechnet Italien schien die Wahlheimat des Keuschheitsgürtels geworden zu sein (nicht umsonst bezeichnet man ihn in Deutschland als das »italienische Schloss«). Aus dem Jahr 1405 stammt die erste Beschreibung des Keuschheitsgürtels, in einem Manuskript, das dem Soldaten Konrad Kaiser zugeschrieben wird. Darin heißt es, der Gürtel, der *Bellifortis* genannt wird, stamme aus Florenz. Angeblich soll Francesco II. von Carrara, Tyrann von Padua, der Erste gewesen sein, der seine Frau zwang, ihn zu tragen.

Doch lassen Sie uns den Keuschheitsgürtel näher unter die Lupe nehmen und sehen, wie er funktioniert.

»Er besteht aus zwei verschiedenen Teilen«, heißt es in dem Büchlein *Der Keuschheitsgürtel,* das 1904 in Paris von Caufeynon verfasst und vor kurzem von Gianni Mauro ins Italienische übersetzt worden ist. »Der erste Teil besteht aus einem richtigen Gürtel mit einem beweglichen, oft mit Samt überzogenen Metallstreifen, der sich in Hüfthöhe um die Taille legen lässt. An ihm hängt senkrecht eine durchlöcherte Platte (oder auch zwei Platten). Der zweite Teil besteht für gewöhnlich aus Metall, Horn oder Elfenbein, drückt auf den Venushügel, verläuft zwischen den Beinen und deckt die Genitalien vollständig ab. Das oft zackige Loch ermöglicht zwar die Ausscheidungen, verhindert jedoch völlig das Eindringen von außen. Das Schloss befindet sich meistens am Gürtel, manchmal aber auch hinten, dort, wo die beiden Metallstreifen zusammenlaufen. Der Gebrauch der beiden Platten hat sich als notwendig erwiesen, weil man nicht nur die weiblichen Geschlechtsorgane schützen wollte, sondern auch den hinteren Teil.«

»Sie waren so kunstvoll gefertigt«, heißt es in einer anderen Schrift, »dass es der Frau unmöglich war, sich von diesem Zaumzeug zu befreien und der Lust hinzugeben.«

Zwei winzige Löcher, die nicht einmal den Fingern Durchlass gewährten und somit auch die Masturbation unmöglich machten, erlaubten es der Frau, ihre Bedürfnisse zu verrichten, aber man kann sich vorstellen, dass nicht einmal das einfach war.

Neben dem so genannten »Grundmodell« gab es natürlich noch raffiniertere Versionen, die, obwohl sie demselben Zweck dienten, aus edlen Materialien gefertigt und mit Edelsteinen verziert waren, wie man anhand des Keuschheitsgürtels, der im Pariser Museum Cluny aufbewahrt wird, sehr gut sehen kann. In anderen Teilen der Welt waren sie jedoch ganz anders beschaffen. Die Frauen in Pennsylvania zum Beispiel trugen während der Kolonialzeit schwere, aus steifem Leder gefertigte Keuschheitsgürtel, die als »Stütze« oder auch als »Schutz des persönlichen Organs« bezeichnet wurden. Enea Silvio Piccolomini, Papst Pius II. (1405–1464), sagte zu diesem Thema, dass »die eifersüchtigen Männer« nicht gut daran täten, »ihre Frauen mit Schlössern zu versehen, denn das Wesen der Frau ist es, noch mehr nach dem zu verlangen, was ihr verwehrt wird, während sie weniger Interesse daran zeigt, sobald es ihr gestattet ist.«

Wie schon erwähnt, verschwand der Keuschheitsgürtel nicht nach dem Mittelalter, sondern überlebt bis in unsere Gegenwart, auch wenn er durchaus umstritten ist. In seinem Buch *Dizionario della letteratura erotica e galante* (Wörterbuch der erotischen Literatur) erwähnt Enrico De Boccard zum Beispiel eine vielsagende Anzeige, die im 18. Jahrhundert in Frankreich verbreitet wurde: »Schluss mit den Vergewaltigungen! Apparat zur Garantie der weiblichen Treue. Mit seiner Hilfe können junge Frauen vor jenem Unglück bewahrt werden, das sie mit Schande bedeckt und die Familie in tiefes Unglück stürzt. Jeder Ehemann kann seine Frau sich selbst überlassen, ohne befürchten zu müssen, dass seine Ehre und sein Ruf Schaden nehmen. Väter werden sich ihrer Vaterschaft sicher sein und nicht mehr von schrecklichen Zweifeln geplagt werden, ihre Kinder könnten die Kinder eines anderen sein. Sie haben die Möglichkeit, etwas unter Verschluss zu halten, das noch kostbarer ist als Gold. In chaotischen Zeiten wie der unsrigen, in der betrügerische Ehefrauen und betrogene Mütter an der Tagesordnung sind, ist es mir ein Anliegen, der Gesellschaft einen guten Dienst zu erweisen und ihr eine Erfindung vorzustellen, die zur Wahrung der Sitten beitragen soll.«

Dem folgt die Beschreibung von drei verschiedenen Modellen, den jeweiligen Preisen und Lieferbedingungen.

Mehr als ein Jahrhundert ist seit dieser Anzeige vergangen, und noch länger ist es her, dass der Keuschheitsgürtel zum ersten Mal in Europa aufgetaucht ist. Doch offenbar ist seine Faszination ungebrochen, denn er wird noch immer hergestellt. Das glauben Sie mir nicht? Dann surfen Sie doch einfach einmal ein wenig im Internet unter www.smack.org/freeita/mercatino/chast, dort finden Sie ein reiches Angebot, sogar mit Fotos: »Der Gürtel besteht aus poliertem Messing«, wirbt der Hersteller, »und ist innen mit weichem, waschbarem Stoff gefüttert. Ein spezieller Lack verhindert, dass das Metall rostet und erhält den besonderen Glanz. Aufgrund der eleganten Ausführung ist dieser Gegenstand nicht nur ein raffiniertes Schmuckstück, sondern ein wahrer Fetisch. Es gibt ihn in zwei Ausführungen: Für den Mann, mit gewölbtem Hodenschutz, und für die Frau, mit flacher Platte und vorne einem Schlitz. Die Ränder sind je nach Wahl mit schwarzer oder weißer Spitze verziert. Beide Gürtel können mit einem einzigen Hängeschloss verschlossen werden, das sich an der Vorderseite befindet, doch im Notfall (sollte der Schlüssel verloren werden oder kaputtgehen) kann der Gürtel geöffnet werden, indem man eine Flügelmutter auf der Hinterseite aufschraubt. Aufgrund des extrem hohen Tragekomforts kann der Gürtel auch mehrere Stunden lang angelegt werden. Auf Anfrage ist es auch möglich, eine Sonderanfertigung für den dauerhaften Gebrauch herzustellen, mit deren Hilfe es möglich ist, die körperlichen Bedürfnisse zu verrichten. Beide Modelle lassen sich je nach Körpergröße einstellen und müssen nicht nach Maß gefertigt werden.«

Hier wird der Keuschheitsgürtel natürlich auf ganz andere Art verwendet: Er hat nichts mehr mit der ursprünglichen Funktion als so genannte »Lustbremse« zu tun, sondern dient zu sadomasochistischen Zwecken, wie sie Pauline Reage in ihrem Buch *Geschichte der O* beschreibt. Über den gleichnamigen Film schreibt Enrico De Boccard: »Die Frau selbst ersehnt die sexuelle Unterwerfung und die totale Auslöschung ihres Ichs, indem sie mechanische Vorrichtungen an den intimsten Stellen ihres Körpers anbringt.«

Da fällt uns ein anderer Gürtel ein, der so genannte »Haltegürtel«, der wie der Keuschheitsgürtel an derselben Stelle angebracht wird und ähnlich aussieht, jedoch genau das Gegenteil bewirken soll: Verhindert der Keuschheitsgürtel das Eindringen, so soll der »Haltegürtel« verhindern, dass etwas austritt. Das bedarf vielleicht näherer Erklärung. Auf einer italienischen Website steht im Internet unter www.gabbia.com Folgendes zu lesen: »Der ›Haltegürtel‹ verhindert, dass die in das Geschlechtsorgan eingeführten Gegenstände austreten können und wird ausschließlich während so genannter Sessions, also zeitlich begrenzt verwendet. Ein Keuschheitsgürtel funktioniert genauso, mit dem Unterschied, dass der ›Haltegürtel‹ die Geschlechtsorgane nicht abschirmt, sie also weiterhin benutzt werden können.«

Hier befinden wir uns aber wie gesagt in einer völlig anderen Welt, die nicht mehr viel mit der zu tun hat, in der sich der klassische Keuschheitsgürtel verbreitete, und in die wir zurückkehren möchten, um unser Kapitel über das »Jungfrauenschloss« zu beenden. Eine kleine Welt voller Ängste, Eifersüchteleien, Legenden ... und natürlich voller Spötteleien und Scherze, die von bereitwilligen Schmieden oder nachgemachten Schlüsseln im Besitz von recht untugendhaften Jungfrauen handeln.

Leider sind nur wenige Keuschheitsgürtel erhalten geblieben, abgesehen von denen aus dem 19. Jahrhundert, die übrigens zu »medizinischen« Zwecken eingesetzt wurden, zur Bekämpfung und »Heilung« der zügellosen Masturbation (!!!).

Hierzu noch eine kleine Anekdote: Im Jahr 1889 wurde in der Krypta einer alten Kirche das Skelett einer Frau gefunden, das noch einen Keuschheitsgürtel trug: Entweder vertraute ihr ihr Mann nicht einmal auf dem Totenbett, oder es ist seine Stimme, die leise zwischen den alten Burgmauern flüstert: »Schatz, ich habe den Schlüssel verloren!«

12. KAPITEL

Wenn SIE ins All fliegt

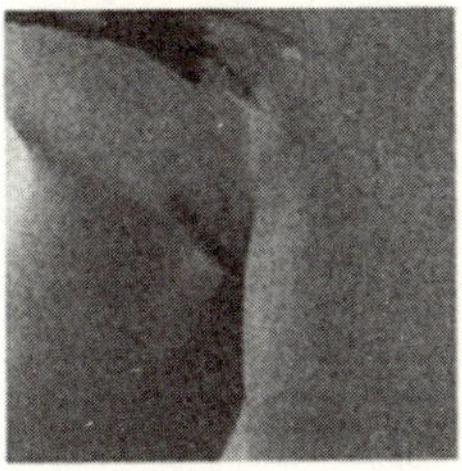

3. November 1957. Laika war das erste Lebewesen, das ins All flog, ein weibliches Wesen, genauso wie alle anderen Tiere, die daraufhin von den Sowjets und den Amerikanern ins All geschossen wurden. Der Allererste war jedoch ein Mann, Juri Gagarin: Er startete am 12. April 1961 um 9.04 Uhr Moskauer Zeit und umkreiste einmal die Erde. Doch schon bald holten die Frauen auf und setzten sich über veraltete Vorurteile hinweg: Am 16. Juni 1963 startete die sechsundzwanzigjährige russische Fallschirmspringerin Valentina Tereshkova ins All. Eigentlich hätte gar nicht sie in der Raumkapsel *Vostok* 6 sitzen sollen, sondern eine unglückliche Kollegin, die nach einer langen und anstrengenden Ausbildung ausgebootet wurde, weil sie zu einer höchst ungelegenen Zeit ihre Tage bekommen hatte. Also startete Valentina ganz unerwartet an einem heißen Sonntag um 12.30 Uhr ins All, wo sie etwas später in der Erdumlaufbahn auf die Raumkapsel *Vostok 5* mit dem Kosmonauten Valeri Bikovski an Bord traf. Dem folgte um 22.00 Uhr ein Abendessen mit Kalbsbraten,

Brot und süßem Käse, dann unterhielt sie sich kurz mit dem russischen Präsidenten Chruschtschow und schlief sieben Stunden lang. Kurz nach dem Aufwachen nahm Valentina planmäßig das vorgesehene Programm auf und erschien etwas müde, aber lächelnd auf den Bildschirmen. Nur die Verantwortlichen der Mission wussten, was tatsächlich los war: Wahrscheinlich aufgrund des enormen Stresses hatte Valentina ihre Menstruation ein paar Tage zu früh bekommen, ihr war schwindelig, sie litt an Übelkeit und Erbrechen: »Meine liebe Valentina«, begrüßte Nikita Chruschtschow sie freundlich über Radio, »Ihre Stimme klingt, als kämen Sie soeben von einem Empfang nach Hause.« Entweder war Valentina eine ausgezeichnete Schauspielerin oder die Leitungen waren gestört! Nach siebzig Stunden landete Valentina Tereshkova wieder auf der Erde, und abgesehen von anfänglicher Übelkeit schien ihr Körper die Belastungen recht gut ausgehalten zu haben. Dennoch ließen sich nicht alle Befürchtungen ausräumen. Nach ihrer Heirat mit dem Astronauten Adrian Grigorievich Nikolaiev, der am 11. August 1962 an der Mission *Vostok 3* teilgenommen hatte, musste Valentina sich unzähligen ärztlichen Untersuchungen unterziehen, um sicherzugehen, dass ihr Aufenthalt im All keine gesundheitlichen Schäden zurückgelassen hatte. Das galt auch für ihr Kind, das kurz nach ihrer Hochzeit zur Welt gekommen war. Valentina war nur kurz im All gewesen, weshalb sie keine großen gesundheitlichen Probleme hatte, doch spätere Untersuchungen an vielen weiblichen und männlichen Astronauten haben ergeben, dass sich der Aufenthalt im All schlecht auf das Sexualleben auswirkt. Giorgio Di Bernardo schreibt: »Laut einer amerikanischen Statistik weisen 63 Prozent der Männer und 80 Prozent der Frauen sexuelle Funktionsstörungen auf. Den

Sowjets zufolge wird die Beweglichkeit der Samenzellen durch die Schwerelosigkeit mehr beeinträchtigt als durch eine schwere Alkoholvergiftung. Und da die Strahlung trotz des massiven Schutzschilds tausendmal höher ist als auf der Erde, ist von einer Zeugung abzuraten.«

Abgesehen davon, dass ihre Ehe scheiterte, scheint für Valentina Tereshkova alles gut gegangen zu sein, immerhin ist sie als feministisches Symbol in die (Weltraum) Geschichte eingegangen. Die *New York Times* schrieb: »Schon lange wussten wir, dass die Welt den Frauen gehört. Jetzt haben die Russen aus dem Weltraum einen Frauenkosmos gemacht.«

Aber auch den Amerikanern wäre es durchaus möglich gewesen, im Rahmen ihres Mercury-Projekts eine Frau in den Weltraum zu schicken. Randolph Lovelace II., der bei der NASA für die Auswahl der Astronauten zuständig war, war ursprünglich fest entschlossen, die Teilnahme von 13 Frauen an dem Projekt durchzusetzen. An der Mission sollten Katie Jones, Mary Wallace Funk, Robyn Solvei, Jerrie Cobb, Berenice Steadman, Gerry Truhill, Jane Hart und Irene Leverton teilnehmen. Dreizehn Pilotinnen und ausgebildete Fluglehrerinnen, die im Lovelace Institute in Albequerque in Neumexiko trainierten und bei vielen Übungen sogar besser abschnitten als ihre männlichen Kollegen. Aufgrund der frauenfeindlichen Stimmung, die Anfang der Sechzigerjahre innerhalb der NASA sowie in weiten Teilen des Kongresses und der Regierung herrschte und nicht zuletzt aufgrund des starken Widerstandes von John Glenn (des ersten amerikanischen Astronauten, der in die Umlaufbahn geschossen worden war) und des amerikanischen Präsidenten Lyndon Johnson, wurde das Projekt jedoch gestoppt. Erst am 18. Juni 1983, als Sally Ride an Bord des Space Shuttles

Challenger ins All geschossen wurde, nahm erstmals wieder eine Frau an einer Raumfahrtmission teil und beendete somit eine lange Zeit der Diskriminierung, die natürlich nichts mit irgendwelchen psychischen oder physischen Beschränkungen zu tun hatte.

Nun, da geklärt ist, dass die Menstruation im All keine größeren Beschwerden verursacht als im Flugzeug oder auf einer Autobahn ohne Raststätte, stellt sich die Frage, wie sich die weiblichen Geschlechtsorgane da oben zwischen den Sternen denn so fühlen. Beziehungsweise wie sie sich anfühlen. Mit einem Wort: »Läuft da oben was?«

Den Rekord halten wieder einmal die Tiere, die den Menschen bei seinen wissenschaftlichen Untersuchungen schon oft heldenhaft, wenn auch unfreiwillig unterstützt haben. Am 25. September 1979 wurden 38 weiße Mäuse an Bord des Satelliten *Cosmos 1129* ins All geschossen, mit dem einzigen Zweck, sich zu paaren. Wie so oft vor dem Fall des Eisernen Vorhangs hielten die Russen viele Informationen zurück, darum weiß man auch nichts über den Ausgang des Experiments. Angeblich hat eines der Mäuschen hinterher von einem denkwürdigen Fick gesprochen, bei dem ihm ganz schwindlig geworden war, doch vermutlich hatte das nur mit der Schwerelosigkeit zu tun! Und übrigens, wie haben es diese armen 38 Mäuse da oben überhaupt geschafft »anzudocken«?

Bleibt also nur die Frage, ob Menschen sich jemals im All gepaart haben. Auch hier gibt es nur wenige Informationen, obwohl es sehr wahrscheinlich ist, dass man es bei einer oder auch bei mehreren Missionen probiert hat, um zu erforschen, ob und wie zukünftige menschliche Kolonien fern von unserem Planeten Sex haben könnten. Doch über den tatsächlichen Verlauf der Dinge wurde Nachrichtensperre verhängt. Dank ihrer mit Gurten ausgestatteten

Betten (bitte nicht zu verwechseln mit einer sadomasochistischen Ausrüstung) hatten die beiden Astronauten jedoch bestimmt keine »Andockschwierigkeiten« wie die Mäuse.

Angeblich, so munkelt man, hatte sich die Astronautin auf ihren Anzug den mittelalterlich anmutenden Spruch aufsticken lassen: »Ich mache es nicht aus Lust, sondern um im All Kinder zu machen.«

Die verführerische Astronautin Jane Fernsworth, die von Laurence Valarque in einem amüsanten Artikel als einfach viel zu sexy für die Stratosphäre beschrieben wurde, wird leider niemals ins All fliegen können: »Die männliche Besatzung, die in einer wichtigen Mission unterwegs ist, hat die Anwesenheit der jungen und schönen Biologin Jane entschieden abgelehnt, obwohl sie bereits alle Prüfungen, Verhaltenstests als auch den Test am Simulator brillant bestanden hatte. Das Mädchen ist einfach zu sexy, und das könnte die Männer psychisch aus dem Gleichgewicht bringen.«

13. KAPITEL

Engel oder Teufel

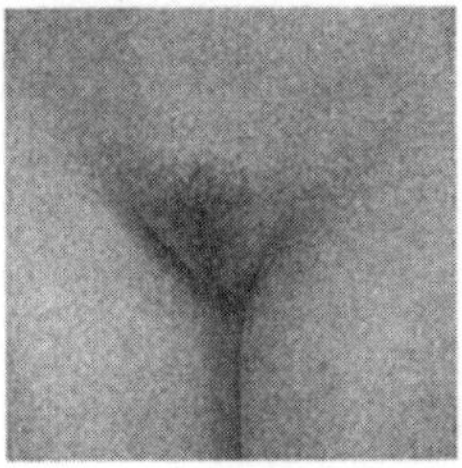

Engel oder Teufel? Himmel oder Hölle? Was ist sie nun wirklich, das eine oder das andere? Seit grauer Vorzeit stellt sich der Mensch diese Frage, im Grunde seit dem Tag, an dem er Eva die Schuld für die Vertreibung aus dem Paradies gegeben hat; und insgeheim fragt er sich noch immer, ob nicht auch SIE ein bisschen dafür verantwortlich war.

Wer weiß, welche Bedeutung SIE für die Menschen hatte, von denen SIE dreißigtausend Jahre v. Chr. in Aurignac dargestellt wurde, in einer Epoche, als ein kleines Dreieck das wichtigste Symbol war. Oder für die Menschen, deren Höhlenmalereien man in La Magdaleine in der Dordogne entdeckt hat. Auf jeden Fall handelte es sich um Götzenbilder, auf denen unsere Protagonistin teils realistisch teils sehr abstrakt dargestellt ist. Musitelli, Bossi und Allegri stellen in diesem Zusammenhang fest, dass es jedoch »viel weniger Abbildungen des weiblichen Geschlechtsorgans als des Penis gibt. Dafür kann es ganz unterschiedliche Gründe geben, angefangen beim banalsten, dass sich die

Vulva einfach nicht so gut zur Abbildung eignet. Es ist aber auch durchaus möglich, dass die symbolische Darstellung des weiblichen Geschlechtsorgans in einer zweifellos patriarchalen Gesellschaft an die Macht und das Geheimnis der Frau erinnerte und man ihre Darstellung somit eher als gefährlich und erschreckend empfand und durchaus nicht für segensreich hielt. Tatsächlich gibt es nur wenige Fundstücke, auf denen das weibliche Geschlecht auch nur andeutungsweise zu sehen wäre. Eine Darstellung, die schon deshalb erwähnenswert ist, weil sie auch in den Jahrhunderten danach immer wieder aufgegriffen worden ist, ist die berühmte ›Feige‹, wie sie von Dante in der Göttlichen Komödie (Hölle, 25. Gesang) bezeichnet wird, beziehungsweise eine geschlossene Faust mit zwischen Zeige- und Mittelfinger hervorlugendem Daumen. Es handelt sich dabei um eine durchaus zweideutige Geste, die je nach Ort und Epoche unterschiedliche Bedeutung hatte, ursprünglich aber gewiss einen Penis in einer Vagina darstellte.«

Man darf sich also nicht darüber wundern, dass die Sexualität bereits im Altertum ein Thema war, denn sogar in heiligen Schriften wie der Bibel wurde die Erotik sehr realistisch dargestellt, angefangen beim berühmten und sehr sinnlichen *Hohelied der Liebe*.

Engel oder Teufel? Himmel oder Hölle?

Ando Gilardi schreibt in seinem Buch *Storia infame della fotografia pornografica* (Infame Geschichte der Pornofotografie), dass »schon der rumänische Schriftsteller Mircea Eliade in seinem Werk *Das Mysterium der Wiedergeburt* (1949) bestätigt, dass sich die diffuse Symbolik der Vulva im Laufe der Zeit kaum verändert hat, angefangen bei dem prähistorischen Ritus, demzufolge der Rückzug in eine Höhle einer mystischen Rückkehr zur Großen

Mutter gleichkam; Eliade zufolge galten der Buchstabe Delta und das Dreieck bei den alten Griechen aufgrund ihrer perfekten Form als Symbol für die Frau und für allgemeine Fruchtbarkeit. Außerdem glaubte man in der Antike, die heiligen Flüsse Mesopotamiens entsprängen der Vulva der Großen Göttin: Ihre Quelle galt als die Vagina der Erde.«

Die Sumerer versuchten die Götter günstig zu stimmen und eine gute Ernte zu erwirken, indem der Hohepriester und die Priesterin des Innana-Tempels den Geschlechtsverkehr vollzogen. Bei manchen Völkern galt es als viel weniger kompromittierend, wenn eine Frau ihr Geschlechtsorgan herzeigte als wenn sie Gesicht, Busen, Beine oder Füße entblößte. Dasselbe galt auch für gewisse Eingeborenenstämme in Afrika, bei denen man ohne weiteres die Genitalien, nicht aber den Busen, das Gesäß oder andere Körperteile herzeigen durfte. Um nur zwei Beispiele zu nennen: Bevor sich Christentum und Islam durchgesetzt hatten, war es in vielen Gebieten Südamerikas und Afrikas erlaubt, öffentlich nackt herumzulaufen. Die Frauen von den Salomonen-Inseln bekundeten ihr Interesse an einem Mann und ihre Verfügbarkeit, indem sie ihm ihre Vulva zeigten, genau wie im ehemaligen afrikanischen Königreich Dahomey (dem heutigen Benin). Man möchte es ja nicht glauben, doch auch im sexualfeindlichen Europa des Mittelalters liefen Frauen bei Zeremonien, bei Bußprozessionen religiöser Sekten oder bei den so genannten »Festen der Verrückten« nackt herum. Lance Rancier schreibt, »dass Mitte des 16. Jahrhunderts eine Gruppe holländischer Nutten auf der Straße lebte, die die Gewohnheit hatten, sich mit gespreizten Beinen auf den Kopf zu stellen und die Passanten aufzufordern, ihnen eine halbe Krone in die Vagina zu stecken«.

Anderswo und in anderen Epochen galt das weibliche Geschlechtsorgan als ungeheuer machtvoller Ort, den man ehren und anbeten musste, und so verhüllten sogar die Frauen von Stämmen, die für gewöhnlich nur wenig Bekleidung trugen, ihre Geschlechtsorgane mit Röckchen aus Rinde oder geflochtenem Gras. Die Zuni-Indianer hatten sogar das Symbol der Vulva in den Felsen geritzt, der als Große Mutter verehrt wurde, und die Frauen pilgerten dorthin, um zu beten und die Göttin zu bitten, ihnen weibliche Kinder zu schenken, die das Überleben des Volkes garantieren würden.

Was nun, Engel oder Teufel?

Im Gegensatz zu diesen weit verbreiteten heidnischen Sitten und Gebräuchen verteufelte die christliche Moral in den ersten Jahrhunderten die Sexualität, um jede Art körperlicher Lust im Keime zu ersticken: Der Hl. Bernhard behauptete, der Mensch sei nichts anderes als »stinkendes Sperma, ein Misthaufen, Nahrung für die Würmer, etwas höchst Widerliches«. Odilo von Cluny fügte zartfühlend hinzu, wir alle seien »inmitten von Scheiße und Pisse« geboren worden. Für Tertullian stellte die Frau gar die Pforte des Teufels dar und verdiente die ewige Verdammnis, weil sie Adam verführt hatte. Der Hl. Augustin hingegen riet zu kühlem und emotionslosem Sex, so wie ihn Adam und Eva wohl vor dem Sündenfall gehabt hatten. Lance Rancier schreibt, dass zwischen dem 7. und 12. Jahrhundert Geschlechtsverkehr zu gewissen Zeiten untersagt war (etwa an den Tagen, die an Jesus' Verhaftung, seinen Tod und seine Auferstehung gemahnten, sowie an dem Samstag, der Maria geweiht war, als auch an dem Montag, an dem man der Toten gedachte). Den Berechnungen des Abtes Cummean Fota aus dem 7. Jahrhundert zufolge blieben, wenn man Festtage und ungünstige Tage, Feiertage, Bußtage, Menstruation, Schwangerschaft, Geburt und Wochenbett abrechnete, nicht mehr als zwanzig Tage im Jahr für die eheliche Liebe! Wie Lance Rancier schreibt, mussten in diesem finsteren Zeitalter aber nicht nur die Lebenden, sondern auch die Toten Enthaltsamkeit üben! Im 4. Jahrhundert n. Chr. beschloss man auf einem Konzil, dass der Leichnam einer Frau zuerst vollständig verwest sein musste, bevor er neben einem Mann begraben werden durfte. Man befürchtete, dass selbst die Toten unkeusch hätten sein können!

Viel skrupelloser ging die Kirche im Hochmittelalter vor, als man christliche Edelfrauen mit heidnischen Fürsten verheiratete, um den frisch gebackenen Ehemann samt seinem Volk zu bekehren. Und da es ein finsteres Zeitalter war, mangelte es auch an Licht, um den lieblichen »Kelch« zu begutachten, der dem frisch gebackenen Ehemann gereicht wurde, und oft verbarg sich unter zierlichen Bändern und Pailletten eine böse Überraschung. Zum Wasser hatte man damals nämlich ein gespaltenes Verhältnis. Selbst die Kirche hielt Körperhygiene für eine Versuchung des Teufels. Der Hl. Hieronymus, der im Ruf (beziehungsweise im Geruch) der Heiligkeit starb, versicherte, dass man sich nach der Waschung im Taufbecken nirgendwo mehr reinigen müsse. Filzläuse, Zecken und Flöhe, die sich wohlgenährt und in ausgelassener Stimmung im dichten Fell versammelten, feierten fröhliche Urstände.

Zum Glück war Intimhygiene nicht bei allen Völkern verpönt. Die alten Ägypter hielten ihre Geschlechtsorgane mit Hilfe von heißem Dampf sauber: Sie hockten sich auf glühende Steine, die unentwegt mit wohlriechenden Essenzen bespritzt wurden. Im Harem hingegen wurde die vom Sultan auserwählte Frau sorgfältig von Dienerinnen gewaschen und mit wohlriechenden Essenzen eingerieben, gekämmt und mit einer Mischung aus gebranntem Zucker, Honig und Zitrone (einem Vorläufer der modernen Enthaarungscreme) vollkommen depiliert, bevor sie die Nacht mit ihm verbringen durfte.

Sexualängste gab es jedoch nicht nur im christlichen Abendland, auch andere Völker hatten negative Vorstellungen von der Vulva. Man denke nur an den Mythus der *Vagina dentata*, der mit Zähnen ausgestatteten Vulva, die den Mann kastrieren konnte oder die ihn packte und nie wieder losließ. Auf den Marshallinseln im Pazifik, aber auch in anderen Teilen der Welt, glaubte man zum Beispiel, während eines inzestuösen Verkehrs würde die Vagina das männliche Glied gefangen nehmen. In Ecuador schliefen die Männer hingegen nur unter großen Ängsten und Vorsichtsmaßnahmen mit ihren Frauen, denn sie waren fest davon überzeugt, dass die Vagina den Penis »auffressen« würde.

Und in diesem Zusammenhang sollte man auch noch einen äußerst merkwürdigen Brauch erwähnen, den es während der montenegrinischen-albanischen Kriege gab: Die Frauen begleiteten die Soldaten an die Front, sprangen in die Schützengräben und zeigten in einer Art magischem Ritus dem Feind ihre Vulva.

Und im Orient? Wie stellten sich diese Kulturen die Vulva vor? Als Engel oder als Teufel?

Wie im Kapitel *Magie des Orients* bereits erwähnt, hatte das alte taoistische China (Tao bedeutet Weg), eine Kultur, die mehrere Tausende Jahre währte, eine sehr freie und unvoreingenommene Einstellung zur Sexualität, doch ab dem 12. Jahrhundert wurde diese Freiheit durch den sittenstrengeren Konfuzianismus immer mehr beschnitten.

Wie die alte Schrift des Kamasutra beweist, die 200–400 n. Chr. entstand, herrschte im wenig entfernten Indien große sexuelle Freizügigkeit, und selbst im Hinduismus scheint es bis zur Kolonisierung durch die verklemmten Engländer keinerlei Sexualängste gegeben zu haben. Die Skulpturen und Basreliefs in den Tempeln stellten oft Gottheiten dar, die beim Geschlechtsverkehr akrobatische Verrenkungen vollzogen oder deren Geschlechtsorgane deutlich zu sehen waren, und das Innere des Tempels selbst wurde als »Haus des Uterus« bezeichnet.

Auch im vorislamischen Arabien herrschte große sexuelle Freizügigkeit und selbst die Prostitution war weit verbreitet. Das änderte sich mit dem Islam, doch es ist ein westliches Vorurteil zu glauben, die Welt des Islam sei übertrieben prüde und von Sexualängsten gekennzeichnet. Erdmute Heller und Hassouna Mosbahi schreiben dazu in ihrem Buch *Arabische Erzählungen der Gegenwart:* »Im Gegensatz zum christlichen Abendland stellt die Sexualität in der islamischen Weltanschauung ein zentrales Thema dar und gilt als schöpferische Urkraft und Ausdruck universeller Harmonie. Ziel des Islam ist es jedoch, die Libido im Interesse des Kollektivs im Zaum zu halten.«

»Wenn Mann und Frau alleine sind, ist der Teufel immer in der Nähe«, heißt es im Volksmund, und der mittelalterliche Autor und Moslem Al Ghazali fordert die Männer auf, sofort mit ihrer eigenen Frau zu schlafen, sobald sie sich von einer anderen angezogen fühlten, allein so könnten sie der Versuchung widerstehen. Die Frau müsse ihrem Mann immer zur Verfügung stehen, damit er nicht mit anderen Unzucht triebe: »Fordert der Mann seine Frau auf, mit ihm ins Bett zu gehen, und sie weigert sich, werden die Engel sie bis zum Morgengrauen verfluchen. Sie darf sich nicht verweigern, selbst dann nicht, wenn sie auf dem Höcker eines Kamels sitzt.«

Auch wenn die Vorschriften des Islam der Absicht entspringen, das geistige und materielle Wohl des Kollektivs über das des Einzelnen zu stellen, haben sie jedoch auch eine gewisse Unterlegenheit der Frau gegenüber dem Mann zur Folge. Genau wie im christlichen Abendland, nur eben auf andere Art. Und so wird das weibliche Geschlechtsorgan abwechselnd mit Angst und Lust, mit Gut und Böse assoziiert. In ihrem Buch *Arabische Erzählungen der Gegenwart* schreiben Erdmute Heller und Hassouna Mosbahi: »In den religiösen Schriften und in der Literatur wird der weibliche Unterleib als etwas Beunruhigendes, Bedrohliches und Geheimnisvolles dargestellt.

Diese geheimnisvolle Innenwelt erklärt auch das zwiespältige Verhältnis des Mannes gegenüber der Vagina, das stets zwischen Angst und Lust, Abstoßung und Anziehung, Ablehnung und Verlangen schwankt. Obwohl er weiß, dass er der Anziehung des weiblichen Schoßes nicht widerstehen kann, versucht der Mann diesen bedrohlichen Ort zu zähmen, ihn zu beherrschen oder ›zu verriegeln‹. Oft wird das männliche Glied auch ›Riegel‹ genannt, wie der Riegel, der vor die Häuser in der Stadt geschoben wurde, die man erbaut hatte, um das Innenleben der Frauen von außen zu schützen.«

Was nun, Engel oder Teufel? Himmel oder Hölle? Ich persönlich glaube an beides, das heißt, dass die Vagina ein Engel ist, der aufgrund der Ängste, des Egoismus und der Dummheit von uns Männern oft in die enge Hölle unseres Geists gestürzt ist.

14. KAPITEL

Bitte, bring mich zum Orgasmus

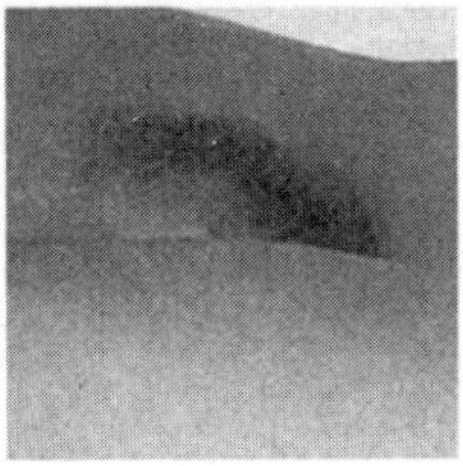

Glauben Sie vielleicht, das wäre so einfach?

Glauben Sie vielleicht – und damit wende ich mich vor allem an die Männer –, es wäre so einfach, dem durchaus gerechtfertigten Wunsch nach Befriedigung nachzukommen, ohne dabei grobe Fehler zu begehen, was Zeit und Rhythmus anbelangt? Ohne in quälende Selbstzweifel hinsichtlich der eigenen Qualitäten als Liebhaber zu verfallen und ohne sich immer wieder die lähmende Frage zu stellen: »Ist sie auch wirklich gekommen?« In dem Film *Harry und Sally* simuliert Meg Ryan an einem Tisch im Restaurant einen Orgasmus: Wenn man diese Szene gesehen hat, stellt man sich notgedrungen die Frage: Kann man sich als Mann überhaupt sicher sein, daß die Partnerin einen Orgasmus gehabt hat?

Laut Muhammad Al Nafzawi, einem Scheich und Sexualwissenschaftler *ante litteram* aus dem 16. Jahrhundert, kommt es nur dann zur vollen Befriedigung »wenn der Mann eindringt. Gott hat die Kampfstätte zwischen ihren Beinen angesiedelt; wenn sie mit genügend Fleisch gepolstert ist, sieht sie aus wie ein Löwenkopf. Man nennt sie Vulva. Oh, wie viele Männer sind vor dieser Pforte in die Knie gegangen, und wie viele Helden sind ihr erlegen!«

Nein, es ist wirklich nicht einfach, eine Frau zur Gänze zu befriedigen, und je größer die Erwartungen sind, desto schwieriger ist es für den Mann. Der Leistungsdruck kann Wolkenkratzer zum Einsturz bringen, bewirken, dass Fahnen eingezogen werden, er kann Bleistiftspitzen abbrechen lassen, kurz vor dem Countdown Trägerraketen stoppen und so weiter und so fort. In einem Artikel in der Zeitschrift *Focus* hieß es: »Nicht umsonst geht man davon aus, dass nur etwa die Hälfte aller Frauen durch die Penetration zum Orgasmus kommen. Zwischen 20 und 25 Prozent der Frauen verspürt nur bei der Masturbation Lust.« Die Sexualwissenschaftlerin Emmanuele A. Tannini erzählte der Journalistin Roberta Mercuri von der Zeitschrift *Panorama,* »dass die meisten Frauen einen klitoralen Orgasmus verspüren, der dem des Mannes sehr ähnlich ist, vor allem, weil er von denselben Muskeln erzeugt wird. Auch die Kontraktionen sind ähnlich, drei bis sechs in einem Abstand von 0,8 Sekunden. Ein kleiner Prozentsatz von Frauen kommt hingegen zum vaginalen Orgasmus, der erlangt wird, wenn die Verlängerung der Klitoris im Körperinneren stimuliert wird.«

Um seine Ängste zu besiegen und vielleicht sogar ein unfehlbares Wundermittel zu entdecken, stürzt sich so mancher in die Lektüre von Büchern, in denen teils wahre teils falsche und manchmal sogar gefährliche Theorien propagiert werden, sodass es manchmal nur mehr der Feuerwehr gelingt, heillos ineinander verschlungene Gliedmaßen zu entwirren und den blutigen Anfänger aus der Umarmung seiner unglücklichen Partnerin zu befreien.

»Beim Geschlechtsverkehr kann die Frau auf drei verschiedene Weisen Lust verspüren«, schrieb um das Jahr 1030 der Arzt und Philosoph Abu Ali al-Husain ibn Abdallah ibn Sina, kurz Avicenna genannt: »Erstens aufgrund der Bewegung des eigenen Spermas, zweitens aufgrund der Bewegung des männlichen Spermas, drittens aufgrund der Bewegung beziehungsweise der Reibung, die beim Koitus entsteht.« So gesehen scheint die Lage also recht entspannt zu sein, denn die Wahrscheinlichkeit ist hoch, auf mindestens einem dieser Wege Befriedigung zu erlangen.

In ihrem Buch *Women and Desire: Beyond Wanting to Be Wanted* schreibt Polly Young Eisendrath: »Es ist erwiesen, dass die Lust seit dem 16. Jahrhundert ›wissenschaftlich‹ erforscht wurde. Der Venezianer Renaldus Columbus bezeichnete die Klitoris als ›den Sitz der weiblichen Lust‹ und beschrieb ausführlich, wie der Orgasmus aufgrund der Stimulierung dieses winzigen Organs erreicht werden konnte. Sowohl Ärzte als auch Hebammen rieten zu einer vorsichtigen, aber gründlichen Stimulierung der Klitoris bei jedem Geschlechtsverkehr, um die Empfängnis zu erleichtern und das weibliche Verlangen zu befriedigen, damit die Frauen nicht gereizt, nervös oder unruhig wurden.« Fürchtet euch, ihr lieben Männer, fürchtet euch! Oder, besser gesagt, fürchten wir uns. Denn wenn wir versagen, riskieren wir nicht nur eine Blamage und große Enttäuschung, sondern auch die schlechte Laune der Frau, die oftmals gefährliche Ausmaße annehmen kann. Polly Young Eisendrath schreibt weiter: »In der zweiten Hälfte des 19. Jahrhunderts herrschte unter Ärzten und Wissenschaftlern die Meinung, dass die Frau aufgrund exzessiven sexuellen Verlangens hysterisch werden und sich zu kriminellen Handlungen und Gewalt hinreißen lassen könnte.« Bereits im 17. Jahrhundert glaubte der französische Arzt Lazar Riverius zu wissen, dass »die Raserei des Uterus eine Form des Wahnsinns ist, die aus einem heftigen und unkontrollierbaren Verlangen nach körperlicher Vereinigung entsteht. Dieses Verlangen beeinträchtigt das Denkvermögen auf eine Art und Weise, dass die Patientin schamlose und lüsterne Worte ausstößt.«

Ich überlasse es Ihrer Fantasie, sich vorzustellen, was passieren würde, wenn man genau in diesem Augenblick versagt! Glauben Sie aber bloß nicht, dass Sie diese Risiken vermeiden können, indem Sie einfach den Liebesakt verweigern, denn die Konsequenzen könnten genauso unheilvoll sein: Wie Lance Rancier schreibt, glaubten die Ägypter und auch viele berühmte Forscher nach ihnen, dass der Uterus in diesem Falle unruhig im Unterbauch umherwandern und so Nervosität und Reizbarkeit hervorrufen würde. Mithilfe von süßen Düften könnte man ihn jedoch wieder nach unten locken und in seine ursprüngliche Stellung bringen. Um eine erneute Wanderung zu vermeiden und den Uterus zu beruhigen, sollte man dann jedoch regelmäßig Geschlechtsverkehr haben, damit die Gebärmuttersäfte frei fließen konnten und nicht das im Herz und Zwerchfell gestaute Blut vergifteten.

Aber lassen wir uns nicht von diesen Ängsten beeinträchtigen, denn letztendlich handelt es sich ja um eine ganz natürliche Sache: »Die Bewegung des Gliedes in der Vagina kann auf vielerlei Arten erfolgen«, schreibt der arabische Schriftsteller Al Gazairi, »die den Frauen alle oder fast alle gefallen. Die Bewegung, bei der das Glied nach oben stößt, bezeichnet man als ›Gewölbe‹, die Bewegung, bei der es nach unten stößt, als ›Anker‹; wechseln sich die beiden Bewegungen ab, spricht man vom ›Verwirrten‹, reibt das Glied gegen die Scheidenwand, spricht man vom ›Krummen‹; bleibt es hingegen völlig unbeweglich, vom ›Unbeweglichen‹; wenn mehrere dieser Bewegungen miteinander kombiniert werden, spricht man vom ›Samen Picken‹, denn das Glied verhält sich wie ein Vogel, der hier und da ein Körnchen aufliest.«

Abgesehen von den »Unbeweglichen«, denen wir dringend raten, sich ein wenig anzustrengen (außer sie wohnen in einem Gebiet mit häufigen Erdbeben), können alle anderen beruhigt den Schlaf des Gerechten schlafen. Vorher oder nachher natürlich, aber bitte nicht mittendrin!

Oder sie sagen es durch die Blume: In seinem Buch *Wie der Alte seine Jugend zurückgewinnt* gibt Sultan Ahmed Ibn Sulaimàn den Männern den guten Rat, sie mögen die Scheide ihrer Frauen vor dem Geschlechtsverkehr mit einer Mischung aus entrindeten Lavendelblüten und Rosenwasser einreiben, um ihre Lust ins Zehnfache zu steigern. Dasselbe erreicht man, wenn man Kamillenblüten und Affodill in einem Mörser zerstampft, zu gleichen Teilen mit Lupinenöl vermischt und die Mischung auf die Scheidenwände aufträgt!

Im Übrigen geht selbst der Islam davon aus, dass Frauen ein viel stärkeres sexuelles Verlangen haben als Männer: »Als der Allmächtige Gott schuf«, sagt Ali, Mohammeds Schwiegersohn, »gab er den Frauen neun Teile davon und dem Manne einen Teil.« Nimatullah Al Gazairi hingegen zitiert den Weisen Yanàsif, dem zufolge »alle Frauen, die beim Koitus große Lust empfinden, stets warme Hände haben. Sie haben außerdem einen roten Mund und große kräftige Hände.«

»Lauter Märchen«, höre ich da jemanden sagen. »Wenn man sich liebt, sind alle Techniken und Vorkehrungen überflüssig.« Es geht doch nichts über zärtliche Worte voller Gefühl, Hingabe und … Fantasie: »Wenn du vom

Sturm der ersten Liebe ergriffen wirst«, erzählt eine Frau in Maggie Paleys *Penisbuch,* »lebst du in einer Scheinwelt, es spielt überhaupt keine Rolle, wenn sein Penis nur so groß wie ein Bleistift ist, denn du machst alles gut. Je länger die Beziehung dauert, umso wichtiger wird die Größe seines Penis.« »Er muss ja nicht unbedingt den größten Schwanz der Welt haben. Wenn er aber zu klein ist, hat man das Gefühl, er würde sich verlieren. Ist er durchschnittlich groß, spielt die Größe keine Rolle mehr. Dann zählt nur noch, wie gut er als Liebhaber ist.«

Was passiert aber, wenn er unglücklicherweise nicht durchschnittlich groß, sondern viel kleiner ist? Dann kann man immer noch auf die Methoden gewisser Eingeborenenstämme zurückgreifen oder auf seltsame medizinische Geräte wie die Luftpumpe zur Penisvergrößerung, die ungefähr 1914 patentiert wurde: Man(n) steckt den Penis in ein Rohr, in dem ein Vakuum erzeugt wird und ... fertig! Wenn man aber bedenkt, dass es Männer gibt, deren Erektion schon in sich zusammenfällt, wenn sie sich ein Kondom überstülpen müssen, was nur ein paar Augenblicke (ein paar Augenblicke?) dauert, kann man sich leicht vorstellen, wie peinlich es erst wäre, mit einem Gegenstand hantieren zu müssen, der so groß wie eine Fahrradpumpe ist. »Einen Augenblick, Liebling. Ich blase IHN nur kurz noch mal auf, dann komme ich!«

Man kann IHN aber auch mithilfe eines chirurgischen Eingriffs vergrößern lassen. Schon im 17. Jahrhundert stellte G. L. Simons in seinem Buch *Die Mystik des Phallus* seine im Grunde watscheneinfache Technik vor: Man kastriere einen Hund im Augenblick der höchsten Erregung und pflanze Teile seines Penis im Penis des Mannes ein, was eine vorübergehende Erektion bewirkt ... und wahrscheinlich endgültige Impotenz!

Die moderne Chirurgie, die zum Glück viel effektiver und zuverlässiger ist, kennt zwei Methoden: die Verlängerung des Gliedes und die Vergrößerung seines Umfangs. Diese Techniken wurden Anfang der Neunzigerjahre entwickelt, und bereits 1997 kam es alleine in den USA zu über 15 000 Eingriffen.

Schon im Altertum fragte man sich sowohl in der westlichen als auch in der östlichen Welt, wie man die Dimensionen des Penis vergrößern könnte, und man löste das Problem auf mehr oder weniger schmerzhafte Weise. Im Kamasutra etwa heißt es, der Mann solle das Glied am Haarflaum bestimmter Insekten reiben, was ein brennendes Gefühl verursache; die Indiomädchen in Südamerika sorgten dafür, dass der Penis von einem besonders giftigen Käfer gebissen wurde; bei einigen anderen Völkern gab es hingegen den Brauch, dem Penis Schnitte zuzufügen und verschiedene kleine Gegenstände aus ganz unterschiedlichen Materialien unter die Haut zu schieben. Im alten Japan benutzten die Männer eine Pflanze mit langen Fasern und umwickelten damit ihren Penis. Diese Fäden quollen auf, wenn sie mit Scheidensekret in Berührung kamen, verlängerten die Erektion des Mannes und erhöhten die Lust der Frau. Doch Vorsicht, bitte nicht übertreiben! Der Wissenschaftler Alfonso Borelli aus Neapel (1608–1679) erzählt von einem bedauernswerten Mann, der in der Vagina seiner Frau stecken geblieben war, nachdem er sich den Penis mit einer besonderen Moosart eingerieben hatte. Erst die Ärzte konnten die beiden wieder befreien, nachdem sie sie mit Wasser übergossen hatten, um die Schleimhäute abschwellen zu lassen.

Die Lust hängt aber nicht nur von der Größe des Penis ab, es kann nämlich durchaus auch passieren, dass alles in Ordnung ist … die ersehnte Befriedigung sich aber trotzdem nicht einstellen will. Keine Panik, »die Wege der Frau sind unendlich«. In der westlichen Welt, vor allem aber in Nordamerika, ist man davon überzeugt, einen Punkt entdeckt zu haben, den man im Orient allerdings schon längst kannte: Die Rede ist natürlich vom so genannten »G-Punkt«, der nach der deutschstämmigen Ärztin Grafenberg benannt ist, die ihn 1950 entdeckt haben soll. Seitdem die Vermutung besteht, dass es diesen mythischen Punkt gibt, wurde mit Feuereifer geforscht, um seine genaue Lage zu finden, und nicht immer entsprachen die Ergebnisse der Wahrheit. Wahrscheinlich hat irgendjemand absichtlich Lügengeschichten in die Welt gesetzt, um eventuelle Konkurrenten aufs Glatteis zu führen. Man vermutet, munkelt, sagt, er befände sich auf halbem Weg zwischen Schambein und Gebärmutterhals. Was so viel bedeutet, dass man genauso klug ist wie zuvor.

Versuchen wir ins Detail zu gehen: »Mit dem G-Punkt verhält es sich genauso wie mit der Ölwanne eines Autos«, kann man im Internet unter www.bruzzi.com lesen. »Niemand weiß, wo er sich befindet. Der G-Punkt, der sich angeblich am Eingang der Vulva befindet, ist genauso wie die Klitoris der einzige Punkt außerhalb der Vagina, der über Nervenstränge verfügt: Die Vagina selbst ist nicht von Nerven durchzogen, darum brauchen Sie auch nicht zu glauben, dass es mit hektischen Auf- und Abbewegungen getan ist. Damit erreichen Sie gar nichts, im Gegenteil, es könnte Ihnen sogar passieren, dass Ihre Partnerin sich gelangweilt die Zehennägel lackiert, während Sie werken wie ein Karnickel. Beschweren Sie sich also nicht, ich habe Sie gewarnt.«

Die amerikanische Psychologin und Sexualtherapeutin Barbara Keesling schreibt, dass »der G-Punkt äußerst empfindlich ist. Wenn er stimuliert wird, kommt es meist zu einem intensiven Orgasmus, der manchmal sogar von einer Ejakulation, *Gusher* genannt, begleitet wird. Tatsächlich kommt es zu einer beachtlichen Absonderung einer hellen, wässrigen Flüssigkeit, die oft wie ein warmes Bächlein an den Beinen herunterrinnt. Das Sekret ähnelt sehr der Samenflüssigkeit, enthält aber natürlich keine Samenzellen. Im Gegensatz zu dem, was Ihnen Ihre Großmütter und Urgroßmütter immer erzählt haben, handelt es sich dabei nicht um Urin. Viele Frauen haben nur ein einziges Mal so einen Orgasmus erlebt und waren nicht mehr imstande, die Erfahrung zu wiederholen. Entweder, weil dem Partner gar nicht bewusst war, was genau er gemacht hatte und es ihm später nicht mehr gelang, den G-Punkt zu stimulieren, oder weil die Frau aufgrund ihrer unerwarteten Reaktion so erschrocken war, dass sie sich nicht mehr traute, die Stellung einzunehmen, die den *Gusher* hervorgerufen hatte. Oder weil sie glaubte, es handle sich dabei um eine spezielle Form der Inkontinenz während des Geschlechtsverkehrs und der Arzt ihr geraten hatte, diese Stellung nicht mehr einzunehmen. Man sollte aber wissen, dass der *Gusher* ein absolut natürlicher Vorgang und eine wunderbare Erfahrung für jede Frau ist.«

Man vermutet, munkelt, sagt, dass man den G-Punkt mit der Fingerbeere spürt, wenn man den Zeigefinger abgebogen in die Scheide einführt: Angeblich befindet er sich am Beginn des Scheidenkanals, an der oberen Scheidenwand und fühlt sich an wie eine Wucherung mit rauer Oberfläche, die im Zustand der Erregung nicht größer als eine Münze ist. Haben Sie den Punkt erreicht, können Sie ja immer noch um Rat fragen!

»Der amerikanische Journalist Brian Preston«, schreibt Gilly Smith in ihrem Buch *Tantra und Tao*, »hat an einem

Seminar über Tantra-Erotik teilgenommen, das von Bodhi Mackenzie Jordan und Stewart Esposito in Arizona abgehalten wurde. Dort hat er gelernt, den Finger bei ruhiger Hand so lange zu bewegen, bis man an der Rückwand des Schambeins etwas ertastet, das sich im Gegensatz zu dem weichen Umfeld völlig anders anfühlt. Die Stelle wurde als runzelig, ungleichmäßig oder wie eine aufgestellte Brustwarze beschrieben, deren Stimulierung unendliche Lust beschert. Die Männer lernten, ihre Bewegungen zu variieren, zu klopfen, zu vibrieren, rasch hin- und herzuschwingen, um das Gebiet zu erforschen, und sie begriffen, dass der G-Punkt noch viel launischer und unsteter war als die Klitoris.«

»Die Tantrameisterin Margo Anand behauptet«, fährt Gilly Smith fort, »dass es schon einiger Übung bedarf, die genaue Position des G-Punktes ausfindig zu machen. Viele Frauen spüren ihn anfangs gar nicht. Wenn doch, verspüren sie zunächst vielleicht ein Brennen oder das plötzliche Bedürfnis, Wasser zu lassen, oder vielleicht wollen sie sogar, dass ihr Partner sich zurückzieht. In diesem Falle sollten beide Partner ein paarmal tief durchatmen und sich entspannen, ohne sich dabei zu bewegen. Sie sollten in derselben Stellung verharren, bis das Gewebe der Frau sich an das neue Gefühl gewöhnt hat. Sobald Sie den Gebärmutterhals erreicht haben, müssen Sie sich jedoch vor Augen halten, dass die Stimulierung dieser Stelle bei vielen Frauen, die eine schwere Geburt oder einen Abort hinter sich haben oder die sexuell missbraucht worden sind, große Ängste auslösen kann. Kurz vor dem Gebärmutterhals befindet sich ein bogenartiger Punkt. Drücken Sie (so stark wie es Ihre Partnerin zulässt) an dieser Stelle gegen das Gewebe, mit der Seite des steifen Fingers, nicht direkt auf den Gebärmutterhals, sondern auf den umliegenden

Bereich: Das ist der Punkt, an dem der Muskel mit der Hüfte verwachsen ist und der ungeheure Energien freisetzen kann.«

Nebenbei gesagt: Vor kurzem präsentierte ein gewisser »Magier G«, ein Clown mit blonden Löckchen und großem roten Zylinder, in einem Werbespot eine italienische Keksmarke. Aber keine Verwechslungen bitte! Es wäre wirklich äußerst peinlich, wenn Sie die SIE Ihrer Frau mit einem Schokoladenkeks erforschten!

Für manche mag der G-Punkt nach wie vor ein verborgenes Paradies sein, andere wiederum halten ihn für Schnee von vorgestern. Inzwischen hat man nämlich einen gewissen A-Punkt gefunden, der sich am oberen Ende der Vagina, etwa drei Zentimeter von der Gebärmutter entfernt, befinden soll. Zumindest für den Laien heißt das, dass er sich an derselben Stelle wie der G-Punkt befindet. Der Sexualwissenschaftler, der ihn entdeckt hat, behauptet hingegen, dass der G-Punkt etwas tiefer liege.

Egal, ob es diese schwer zu erreichenden Punkt nun gibt oder nicht, die Vagina ist reich an empfindlichen Stellen, die gefunden und stimuliert werden können oder müssen. Barbara Keesling ist so sehr davon überzeugt, dass ein Supermegaorgasmus möglich ist, dass sie sogar ein Buch mit demselben Titel darüber geschrieben hat *(Super Sexual Orgasm)*. Zu diesem Zweck müsse man »nur« alle empfindlichen Stellen des weiblichen Geschlechtsorgans gleichzeitig stimulieren. Bevor Sie nun erleichtert aufatmen, möchte ich Sie jedoch darauf hinweisen, dass es sich bei den besagten Stellen um Klitoris, Schamhügel, G-Punkt und Gebärmutterhals handelt und außerdem noch um den *Cul-de-sac*-Punkt, der sich am Ende des Vaginalkanals befindet und den die Autorin besonders empfiehlt. Nehmen wir also an, Sie sind gerade mit Ihrer Frau allein:

Erklären Sie mir bitte, wie um Himmels willen Sie das alles gleichzeitig machen wollen?

Doch warum geben wir uns eigentlich unerreichbaren erotischen Träumen hin und vertrauen nicht lieber einer einfachen Volksweisheit? In einem Text aus dem Jahre 1914 mit dem Titel *La farchinoria,* dem später der Untertitel *Eros e Magia in Calabria* (Eros und Zauberei in Kalabrien) hinzugefügt wurde, zitiert Giovanni de Giacomo einige Verse in kalabresischem Dialekt. Darin geht es um den richtigen Zeitpunkt, Liebe zu machen:

A sestennona
No'ti va bona;
A mienziurnu,
Tocca lu furnu,
Mangia e bivi
Senza ricriju;
A vesperaru,
Tocca 'u panaru;
Sira veniennu,
Una fuiennu;
A mezzanotti,
Ohi che botta!
Ma s'aspietti la matina
Ogni botta è nu ricriju,
puo' ti sumi e va cantannu
Ppi'li silipi, e nu'fa dannu.

(Am sechsten und neunten,/passt es nicht;/zu Mittag berühre den Ofen/iss und trink ohne Spaß/am Abend berühre ihren Hintern/kommt die Nacht,/eine kurze Paarung;/ Um Mitternacht,/oh, welch schöne Begattung!/Doch wenn der Morgen kommt,/wird jede Paarung zum Vergnügen;/dann stehst du auf und gehst singend/durch den Wald, und richtest keinen Schaden an.)

Die amerikanischen Forscherin Judith Mackay, Autorin des Buches *Der Fischer Atlas Sexualität. Fakten, Trends, Zusammenhänge,* behauptete vor kurzem, um fünf Uhr Nachmittags sei die sexuelle Energie am stärksten. Stimmen Sie also im Zweifelsfalle Ihre Uhren gut aufeinander ab!

Wenn Sie unbedingt eine Blamage vermeiden wollen, können Sie ja immer noch auf die überaus praktischen aufblasbaren Puppen oder auf bestimmte Eingeborenenbräuche zurückgreifen, bei denen man Pseudohochzeiten mit Bäumen feiert. Die sibirischen Koryak heirateten sogar manchmal Steine. Sie bekleideten sie, nahmen sie mit nach Hause und streichelten sie sogar. Eines ist sicher: Sie werden sich nicht beschweren, auch wenn Sie völlig versagen! Sie werden stumm sein ... wie ein Stein!

Um ehrlich zu sein, gibt es auch noch einen anderen Weg, um männliche Urängste zu überwinden und die Frau völlig zu befriedigen, allerdings müssen Sie sich dazu noch etwas gedulden. In einem Artikel von Davide Burchiellaro und Walter Rahue in der Zeitschrift *Panorama* heißt es: »Judith Mackay sagt voraus, dass um das Jahr 2030 herum in den Körper implantierte Sensoren und Mikrochips den Geschlechtsakt zwischen zwei Menschen überflüssig machen werden. Es wird weniger Ehen und mehr Scheidungen geben und die religiösen Institutionen werden toleranter sein. Mithilfe neuer Hormoncocktails wird es den Menschen im Jahre 2040 möglich sein, die sexuelle Identität zu wechseln, die plastische Chirurgie wird perfekt funktionierende Geschlechtsorgane nachbilden; im Jahre 2050 schließlich wird es keine Unterschiede mehr zwischen weiblichem und männlichem Geschlecht geben.«

Es könnte natürlich sein, dass Sie nicht so lange warten wollen (was Ihnen niemand verdenken könnte). Und wenn Ihre Partnerin zu Ihnen sagt: »Bitte, bring mich zum Orgasmus«, denken Sie eine Zeit lang darüber nach, versprechen Sie jedoch nicht allzu viel, und sagen Sie schlussendlich ja! Das ist die einzige Chance, die Sie haben. Und obendrein die ehrlichste, schönste und aufregendste.

Na dann … viel Glück!

15. KAPITEL

Hände weg

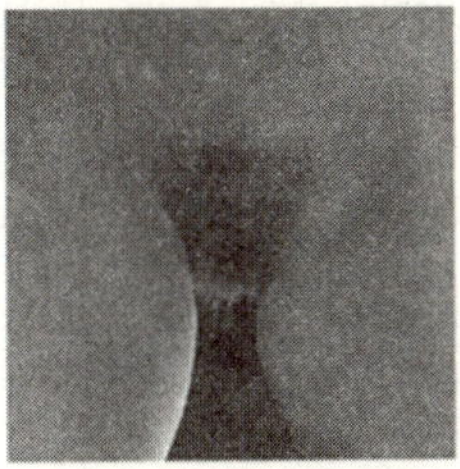

»Mit dem Finger, mit dem Finger, kommt der Orgasmus immer«, proklamierten die Feministinnen in den Siebzigerjahren.

»Nur mit dem Schwanz, nur mit dem Schwanz, ist der Orgasmus ganz«, riefen die letzten mutigen Chauvinisten zurück, die bereits in Beweisnotstand geraten waren.

Was soll man heute nach all den Jahren dazu sagen? Erstens: An beiden Behauptungen ist was Wahres dran. Zweitens: Wahrscheinlich ist die Anzahl der kurzsichtigen Frauen exponential angestiegen, denn wie die bekannte okulistisch-religiöse These besagt, führt Masturbation zu Erblindung. Drittens: Dank des kupplerischen Fingers, den die Feministinnen auf Straßen und Plätzen bejubelten, hat man begonnen, etwas ungezwungener über Onanie zu sprechen. Nicht, dass man davor nichts von dem Phänomen gewusst oder dass man nicht masturbiert hätte ... es war einfach ein Tabu. Ein Tabu, das jedoch so tabu war, dass es »tabuer« nicht mehr ging, wie es in einem alten Werbespot heißt. Maggie Paley schreibt, dass »die

Kirche auf der Suche nach einer biblischen Rechtfertigung auf Onan, eine Figur aus der Genesis stieß, der zum Tode verurteilt worden war, weil er seinen Samen auf die Erde fallen ließ. Damals wurde Onanie zu einem Synonym für Masturbation, auch wenn Onan den Samen bei einem Koitus interruptus verloren hatte. Er hatte gegen das Gesetz verstoßen, dem zufolge er nach dem Tode des Bruders seine Schwägerin hätte schwängern müssen. Doch der Unterschied war nicht von Bedeutung. Wenn jede Ejakulation, wie die Kirche damals forderte, zu einer Empfängnis führen soll, so ist jeder, der aus reiner Lust ejakuliert – ob alleine oder nicht – ein Mörder.« Eine Theorie, die *mutatis mutandis* schon bald auch auf die Frauen angewandt wurde, obwohl man damit natürlich keinesfalls die Onanie verhindern konnte.

»Der kleine Auswuchs hier unten«, erklärt Madame De Saint-Ange der jungen Eugénie in dem Buch *Die Philosophie im Boudoir* von Marquis de Sade, »nennt sich Klitoris. Hier sitzt das ganze Lustempfinden der Frauen; man kann mich hier nicht kitzeln, ohne dass ich vor Lust vergehe.«

Dieses Buch, das immer wieder zensiert wurde, erschien 1795, aber schon vorher hatte die weibliche Masturbation genau so viele leidenschaftliche Anhängerinnen wie Gegner, die sie für eine gefährliche Krankheit hielten, die man ausrotten musste. Die mittelalterlichen Bußbücher gaben genau an, in welcher Reihenfolge der Beichtvater den Gläubigen Fragen stellen musste, bevor er ihnen eventuell die Absolution erteilte: »Hast du getötet?« »Hast du geschändet?« »Hast du gestohlen?« Nein. Dann lautete die erste Frage: »Hast du masturbiert?« Die zweite: »Wie oft?« (Ich frage mich, warum man dabei mitzählen sollte?) Die dritte: »In Gesellschaft?« (Warum man darin erschwerende Umstände sehen sollte, ist nicht ganz ersichtlich.) Die vierte: »Hast du dir dabei Gegenstände eingeführt?« Erst dann informierte sich der Pfarrer, ob Verkehr mit Tieren stattgefunden hatte oder ob verbotene Stellungen eingenommen worden waren. Am meisten verpönt waren dabei die Stellung *more canum* (wie die Hunde) sowie die, bei der die Frau oben liegt, denn sie stellte einen Angriff auf die Regeln dar, wonach der Mann dominieren sollte.

Hat sich die Situation im Laufe der Zeit verändert? »Es war im Beichtstuhl«, erinnert sich Armanda Giuducci in ihrem Buch *La mela e il serpente* (Der Apfel und die Schlange), das 1974 im Rizzoli Verlag erschienen ist, »als man mich mit heiserer Stimme zum ersten Mal fragte, was meine Hände mit meinem Körper anstellten. Dort, wo mir auferlegt wurde, zur Buße ein paar Rosenkränze zu beten, obwohl ich gar nichts getan hatte, spürte ich zum ersten Mal, dass es geheimnisvolle Dinge gab, die der Herr fürchtete, und begann zu ahnen, worin die unbekannten Tiefen des Erwachsenenseins bestanden.«

Jahrhunderte zuvor hatte der griechische Arzt Galen die Behauptung aufgestellt, dass sexuelle Abstinenz die Körpersäfte der Gebärmutter unterdrücke, was zu erhöhter Reizbarkeit führe, weshalb er den Frauen empfahl, zumindest zu masturbieren. Im Jahr 1651 schrieb der englische Arzt Nicolas Culpeper: »Die Klitoris ist die Stelle, an der die Frau die meiste Lust empfindet, dank der Klitoris hat sie Vergnügen am Koitus, denn ohne würde die Frau weder sexuelles Verlangen verspüren, noch den Koitus genießen, noch würde eine Empfängnis stattfinden.« Abgesehen von diesen sporadischen Ausnahmen konnten sich Sexualängste jedoch ungehindert verbreiten und für Desinformation sorgen, und so gibt es medizinische Schriften aus dem 19. Jahrhundert, in denen vor der weiblichen

Masturbation gewarnt wurde, weil sie angeblich Rachitis, Hysterie, Nymphomanie, Hermaphroditismus, gynäkologische Beschwerden, Gelbsucht, Magenkrämpfe, Unfruchtbarkeit und vieles mehr verursachte. Maggie Paley schreibt, dass »1758 der berühmte Schweizer Arzt Simon André Tissot ein Buch mit dem Titel *Onanie* veröffentlicht hatte, worin er behauptete, die Masturbation ließe den Blutdruck im Gehirn ansteigen, schädige somit das Nervensystem und führe zum Wahnsinn. Auch Benjamin Rush, Physiologe und einer der Unterzeichner der Amerikanischen Unabhängigkeitserklärung, war fest davon überzeugt, dass die Masturbation zum Wahnsinn führe, wie er 1812 in seinem Buch *Untersuchungen und Anmerkungen zu Geistesstörungen* schrieb. Eine Meinung, die bis in die Dreißigerjahre dieses Jahrhunderts beibehalten wurde.«

Leicht verständlich, dass man in Zeiten institutioneller Falschinformation nur sehr zögerlich über dieses Thema sprach und sich allenfalls unter ärztlicher Kontrolle unten anfasste. Stellen Sie sich vor, nicht einmal in zoologischen Texten war von Masturbation die Rede, bis 1956 die amerikanischen Anthropologen Clellan S. Ford und Frank A. Beach das Thema in ihrem Buch *Das Sexualverhalten von Mensch und Tier* erstmals ansprachen. Zum Glück dachten nicht immer alle so darüber, wie ein altes chinesisches Sprichwort beweist, das zwar den Männern von der Masturbation abriet (sie aber nicht verbot), weil dadurch Energien vergeudet würden, die sich nur langsam wieder aufbauen ließen, die Frauen jedoch dazu ermutigte, weil SIE über unerschöpfliche Energiequellen verfügt. In pragmatischen Zeiten wie der unseren sollte man aber vielleicht lieber ein Beispiel geben. Wissen Sie, was das höchste der Gefühle für einen Zulu-Krieger ist? Zu einem *ukhlobonga* eingeladen zu werden. Das ist eine Zeremonie, die die Götter günstig stimmen soll und bei der unverheiratete Stammesfrauen sich öffentlich stundenlang masturbieren.

Das soll ein Mann einmal den Frauen nachmachen! Er würde wahrscheinlich wirklich rachitisch, hysterisch, gelbsüchtig werden, unter Magenkrämpfen leiden und bekäme womöglich ernste … andrologische Probleme.

Lange war die weibliche Masturbation jedoch ein unerforschtes Phänomen, und laut Musitelli, Bossi und Allegri gibt es dafür zwei Gründe: »Erstens hat die Unwissenheit über die weibliche Sexualität, angefangen bei der Anatomie der Frau bis zu ihrer lange nicht geklärten Rolle bei der Fortpflanzung, zu der Überzeugung geführt, dass es auch einen weiblichen Samen gäbe, der sich jedoch nicht zur Zeugung eigne und somit wertlos sei. Der zweite Grund ist in den Veränderungen der Sitten zu suchen. Wie man aufgrund von schriftlichen und bildlichen Überlieferungen weiß, war die weibliche Masturbation im 17. Jahrhundert weit verbreitet. Es ist undenkbar, dass im 18. Jahrhundert niemand mehr wusste, was hundert Jahre davor üblich gewesen war; aber die Frau in ihrer neuen Rolle als Mutter und Ehefrau durfte nicht einmal einen Gedanken daran verschwenden. Erst im 20. Jahrhundert hat man mit vielen falschen Vorurteilen endgültig aufgeräumt.«

Und so gelangen wir endlich zu den ersehnten Siebzigerjahren, als es im Gefolge der 68er Bewegung endlich zur Liberalisierung der Sitten kam (angesichts der heute wieder aktuellen Prüderie und des scheinheiligen Getues könnte man jedoch glauben, dass viele die Zeit damals verschlafen haben) und wir erkennen mussten, wie verklemmt wir eigentlich waren.

Die bekannte Feministin Nancy Friday schreibt in ihrem Buch *Befreiung zur Lust. Frauen und ihre sexuellen Fantasien:* »Die Masturbation war das große Tabu der Frauen, denn sie ermöglichte es der Frau, sich auch außerhalb einer Zweierbeziehung sexuell zu befriedigen. Sich zu masturbieren war ein Ausdruck von Autonomie, und den Männern war es natürlich nicht recht, dass Frauen mit Hilfe eines so einfachen und intimen ... und natürlichen Vorganges über sich selbst bestimmten (...): Unsere Hand auf den Genitalien, die etwas tut, das uns Lust bereitet, ohne jemandem zu schaden, die den sichersten Sex praktiziert, den es gibt (...). Schon ab dem ersten Lebensjahr greift die Hand suchend zwischen die Beine, doch etwas oder jemand stellt sich dem bereits früh entgegen, sodass die Erinnerung daran ausgelöscht wird (...). Seitdem es die Welt gibt, entfernt die ›gute Mutter‹ die Hand des kleinen Mädchens von der Vagina viel konsequenter als die ihres Sohnes von seinem Penis. Die unterschwellig negative Botschaft des Verbotes aber bleibt ... und als erwachsene Frauen fühlen wir uns schuldig (...). Im Erwachsenenalter fällt es uns schwer, die Technik der Masturbation zu erlernen, weil uns immer beigebracht wurde, der Intimbereich sei etwas Schmutziges, das man nicht berühren sollte. Doch am besten verteidigt man sich, indem man sich bewusst macht, was man durch die Masturbation alles gewinnen kann: Mit Hilfe der Masturbation lernen wir, dass wir eine eigene Sexualität besitzen, die von anderen, selbst von unserer Mutter getrennt ist; mithilfe der Masturbation lernen wir, Sex von Liebe zu trennen, was vor allem für jene Frauen wichtig ist, die dazu neigen, beides zu verwechseln; wenn wir herausfinden, was uns erregt, kommen wir auch leichter zum Orgasmus, werden bessere Partnerinnen beim Sex, übernehmen die Verantwortung, die uns zusteht, und können das Spiel so beeinflussen, dass es uns befriedigt; wenn wir uns hingegen nur ungern zwischen den Beinen berühren, werden wir aufgrund dieses Widerstands immer unbefriedigt bleiben und unfähig sein, auch den Rest unseres Körpers zu akzeptieren. (...) Schließlich, und das versteht sich wohl von selbst, ist die Masturbation eine der lustvollsten Befriedigungen überhaupt, sie ist an sich schon erregend, löst Spannungen, ist ein süßes Schlafmittel, ein Schönheitsmittel, das die Haut leuchtender, die Stimmung ausgeglichener und das Lächeln geheimnisvoller werden lässt.«

Doch allen unbestrittenen Liberalisierungen zum Trotz überleben nach wie vor ein paar hartnäckige Tabus, zu denen im Grunde auch die weibliche Masturbation gehört. Noch immer gibt es viele Frauen, die davor zurückschrecken, wobei ich bewusst diesen Begriff wähle, denn oft handelt es sich dabei um keine bewusste Entscheidung, sondern um unbewusste Schamgefühle von der Art: »Ich möchte zwar, darf aber nicht.« In ihrem Buch *Super Sexual* rät die amerikanische Sexualtherapeutin Barbara Keesling den Frauen: »Schenken Sie Ihrer Genitalzone viel Aufmerksamkeit. Vielleicht ist es Ihnen am Anfang etwas peinlich, wenn Sie sich berühren. Ich kann bestätigen, dass es nur wenige Frauen gibt, die ihren Körper zur Gänze erforschen, um zu entdecken, was sie erregt. Diese Unkenntnis ist oft das einzige Hindernis, das sie von der richtigen Stimulation und dem ›orgiastischen Shangrila‹ trennt.«

Es gibt sogar eine Theorie, wonach die Selbstbefriedigung sich sogar günstig auf die Fortpflanzung auswirken soll, denn wie Michael Miersch in Bezugnahme auf die Studien von Baker und Bellis schreibt, »können Frauen, die im Abstand von ein paar Tagen mit zwei verschiedenen Partnern Geschlechtsverkehr hatten, mit Hilfe der Masturbation beeinflussen, welcher Same sie befruchten soll. Wenn eine Frau an einem Montag Geschlechtsverkehr hatte, am Mittwoch masturbiert und am Freitag mit einem neuen Partner schläft, aktiviert sie aufgrund der Selbstbefriedigung die Samenzellen des ersten Mannes, und der zweite Mann wird es sehr schwer haben, sie zu befruchten.«

Und wenn die Hand nicht ausreicht, kann man ja immer noch zu Hilfsmitteln greifen, die schon im Altertum weit verbreitet waren, sowohl im Westen als auch im Osten. Die Palette reicht von den üblichen künstlichen Penissen aus unterschiedlichem Material bis zu ausgefallenen pilzförmigen Gebilden, die größer werden, sobald sie eingeführt werden. Doch damit nicht genug. In England verwendeten die Frauen im 18. Jahrhundert Haarnadeln, und offenbar stellten sie sich derart ungeschickt an, dass ein Arzt sogar ein besonderes Skalpell entwickeln musste, um die Spangen zu entfernen, die in der Vagina stecken geblieben waren.

Geht doch nichts über die gute alte Hand: Livia Cerini schreibt dazu in ihrem Buch *Arrapati ma senza impegno* (Geil, aber ohne Verpflichtung): »Die gute alte Selbstbefriedigung ist echt praktisch. Du machst die Augen zu, und wenn du Lust hast, stellst du dir eben vor, mit Richard Gere im Bett zu liegen. Zwei Minuten nachdem du mit ihm gevögelt hast, gibst du ihm einen Tritt in den Arsch und angelst dir Harrison Ford; wenn auch er dich nervt, dann gibst du ihm klar und deutlich zu verstehen, dass du auf den Kellner der Pension Efeu geil bist, mit dem letztes Jahr rein gar nichts gelaufen ist, keine Ahnung warum! Wenn du es also endlich mit Harrison Ford treibst, er dich anschaut und weint, weil er sich in dich verliebt hat – oder noch besser, weil er sich in dich verliebt hat, als er dich auf dem Höhepunkt der Leidenschaft gesehen hat – während du dich also der wahren Erotik hingibst und sich auch der letzte Zweifel, der Kellner könnte ein bisschen schwul sein, in Luft auflöst, fleht Harrison, die arme Sau, dich auf Knien um einen flotten Dreier an; und du spielst die Großmütige und sagst: ›Na gut, okay, weil du mir Leid tust: Komm Harrison, leck mir die Füße!‹ Das alles spielt sich natürlich in deiner neuen Villa ab, die dir John Travolta während deiner letzten Masturbation geschenkt hat.«

Shere Hite, Autorin des berühmten *The Hite Report on Female Sexuality*, der 1976 erschienen ist, hat 1844 Frauen zum Thema Masturbation befragt. Das Ergebnis könnte man ungefähr so zusammenfassen: Dreiundsiebzig Prozent der Frauen masturbieren mit kreisförmigen Handbewegungen und reiben oder zupfen dabei an der Klitoris; sie liegen dabei mit gespreizten Beinen auf dem Rücken und stimulieren gleichzeitig ihre Brustwarzen. Siebenundvierzig Prozent der Frauen variieren diese Technik, indem sie zum Beispiel direkt die Klitoris stimulieren und zum Teil die Finger einführen. In allen Fällen wird die Masturbation jedoch von individuellen Fantasien begleitet. 8,8 Prozent der Frauen stimuliert hingegen nicht nur die Klitoris, sondern reibt und massiert den gesamten Schambereich. Ein Sechstel davon führt Gegenstände ein. 5,5 Prozent der Frauen masturbiert sich in Bauchlage, wobei sie nicht nur die Vulva mit der Hand stimulieren, sondern gleichzeitig das Becken gegen die reglose Hand pressen, oder, was noch häufiger der Fall ist, indem sie Körper und Hand gleichzeitig bewegen. Vier Prozent masturbieren, indem sie die Vulva an etwas reiben oder sich auf weiche Gegenstände setzen (Kissen, Bettlaken, Decken, Kleider). 1,2 Prozent masturbieren, indem sie sich an Matratzen, Betten, Stühlen, Tischkanten, sanitären Anlagen, dem Bein des Partners oder der Partnerin oder anderen harten Gegenständen reiben. Drei Prozent verschaffen sich einen Orgasmus, indem sie die Beine in regelmäßigen Abständen aneinander pressen (an den verschiedensten Orten, selbst in der Öffentlichkeit, im Stehen, Liegen oder auch Sitzen), denn die Kontraktionen der inneren oberen Beinmuskulatur setzen sich in der Vulva fort. Zwei Prozent kommen zum Orgasmus, indem sie bei gespreizten Beinen einen Wasserstrahl auf ihre Vulva richten. 1,5 Prozent kommt nur zum Orgasmus, indem sie sich Gegenstände einführen. 1,1 Prozent der Frauen hat schließlich angegeben, sich mit mehreren der oben genannten Techniken zu masturbieren.

Abschließend könnte man also sagen, dass die weibliche Masturbation eine völlig natürliche Angelegenheit ist. Die Kapitelüberschrift »Finger weg«, sollte also nicht als Aufforderung missverstanden werden, tatsächlich die Finger davon zu lassen, noch als Befehl, sich zu masturbieren, denn schließlich sollte jeder machen, wozu er Lust hat. Dieses Kapitel sollte vielmehr dazu anregen, die Masturbation nicht mehr als etwas Peinliches oder Unnatürliches zu betrachten ... Und wer noch immer dieser Meinung ist, sollte auf die Stimmen hören, die von der Masturbation als einer Quelle der Lust, des Selbstbewusstseins sprechen, die Masturbation als harmloses Vergnügen oder gar als kulturelles Moment bezeichnen ... Wie Alberto Moravia sagte: »Die Selbstbefriedigung ist der einzige sexuelle Akt, der etwas mit Kultur gemeinsam hat, denn er entspringt allein der Fantasie.«

16. KAPITEL

VWG oder Die Verstümmelung der weiblichen Geschlechtsorgane

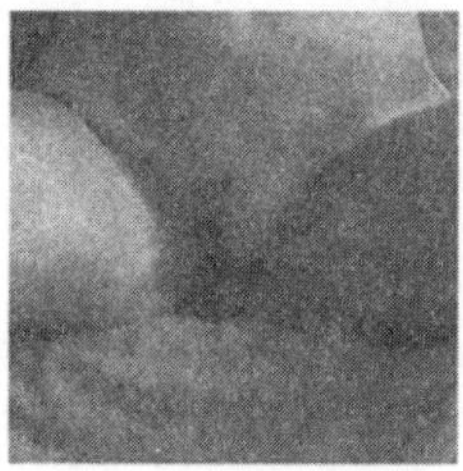

Die Infibulation: Aus dem Lateinischen *fibula:* Klammer, Schnalle, die zum Schließen der Toga verwendet wurde. In Griechenland wurde sie aber auch verwendet, um den Sklaven, die als Athleten und Schauspieler eingesetzt wurden, die Vorhaut beziehungsweise die Schamlippen zu verschließen, damit sie ihre Energien nicht beim Geschlechtsverkehr verschwendeten. Bei der Infibulation handelt es sich für gewöhnlich um die Verstümmelung des weiblichen Geschlechtsorgans, bei der (meistens mit primitivsten Hilfsmitteln) die Klitoris und die kleinen und großen Schamlippen entfernt und die Ränder zusammengenäht werden, sodass nur mehr eine kleine Öffnung zur Verrichtung der körperlichen Bedürfnisse übrig bleibt. Edvige Bilotti hat im Internet unter www.olografix.org eine interessante Studie veröffentlicht, in der sie beschreibt, dass der eigentlichen Infibulation zwei unterschiedlich schwere Verstümmelungen vorausgehen, die bei verschiedenen Völkern zur Anwendung kommen. Auch Salad Hassan erwähnt in seinem Buch *Die verstüm-*

melte Frau verschiedene Eingriffe. Zusammenfassend kann man also sagen, dass es in den islamischen Ländern insgesamt drei verschiedene Arten der weiblichen Verstümmelung gibt:

1.Die *Beschneidung:* Entfernung der Klitorisvorhaut, ähnlich wie bei der männlichen Beschneidung. Dieser Eingriff gefährdet weder die Klitoris noch die Schamlippen und ist in islamischen Ländern allgemein verbreitet.

2.*Klitorisektomie:* Entfernung der Klitoris und völlige oder teilweise Entfernung der kleinen Schamlippen (im Arabischen *khafd,* Verkleinerung, oder *tahara,* Reinigung, genannt). Der so genannte »Mittlere Weg« galt in der Vergangenheit auch im Westen als Therapie gegen Frigidität, Nymphomanie, Lesbismus und pathologische Masturbation. Nancy Friday schreibt in ihrem Buch *Befreiung zur Lust. Frauen und ihre sexuellen Fantasien*: »Auch in unserem Land wurde zu Beginn des Jahrhunderts die Klitorisektomie praktiziert (...) die renommiertesten und berühmtesten Chirurgen Amerikas nahmen jeden Tag ihre Skalpelle zur Hand und entfernten mit großer Geschicklichkeit die verschiedensten Teile des weiblichen Geschlechtsorgans, um Geisteskrankheiten oder Hysterie zu kurieren oder – das hätte ich fast vergessen – einfach aus Hygienegründen. Damals dachte man, die Masturbation sei für viele Störungen verantwortlich: Durch die Entfernung der Klitoris glaubte man, das Übel an der Wurzel zu packen. Aus diversen Unterlagen geht hervor, dass in den Dreißigerjahren die Klitorisektomie in Amerika noch in verschiedenen psychiatrischen Anstalten praktiziert wurde.« Obwohl auch damals bereits bekannt war, dass die Entfernung der Klitoris die sexuelle Erregung keinesfalls verringerte. Die Frauen masturbierten nachher genauso wie zuvor.

3. Die Infibulation: Auch »Pharaonische Beschneidung« genannt, weil man annimmt, dass sie aus der Zeit der Pharaonen stammt (2850–525 v. Chr.), obwohl es keine genauen Hinweise gibt, wann und wo sie entstanden ist. Angaben wie die des griechischen Autors Herodot, aber auch die Mumienforschung bestätigen, dass dieser Brauch vor allem in Ägypten sehr verbreitet war, weil man damit die weibliche Lust (und deren gefürchteten magischen Kräfte) unter Kontrolle bringen wollte. Araber und Juden nahmen diesen Brauch auf und verbreiteten ihn.

Lance Rancier schreibt: »Vor der Hochzeit öffnete eine angesehene alte Frau aus dem Dorf oder eine Tante die Naht. Bei verschiedenen Stämmen wurden die Fäden auch nicht gezogen. Während der Hochzeitsnacht versuchte der Bräutigam vielmehr durch heftige Stöße mit dem Penis die Naht zu durchtrennen. Für die Braut bedeutete dies einen quälenden Schmerz, und meistens gab die Naht auch gar nicht nach. Erst dann benutzte der Bräutigam die Finger oder ein Messer. Durch den heftigen Schmerz schrieen die Frauen laut, und um ihre Schreie zu übertönen, wurden Sänger und Musikanten bestellt. War die erste Nacht vorbei, verbrachten die Eheleute eine Woche in ihrer Hütte damit, miteinander zu schlafen.«

Sirad Salad Hassan beschreibt in allen Details, welche gesundheitlichen Folgen die Verstümmelung der weiblichen Geschlechtsorgane haben kann: »Die Gefahren hängen von der Schwere der Verstümmelung, den hygienischen Umständen, der Geschicklichkeit der Beschneiderin und dem Widerstand des Mädchens ab. Kurzfristig können aufgrund des Einschnittes in die Arterien der Vulva und auf der Rückseite der Klitoris starke Blutungen auftreten, die zu einem postoperativen Schock und zum Tode führen können, wenn keine Möglichkeit besteht, Bluttransfusionen zu verabreichen oder eine Wiederbelebung durchzuführen. Die Ungeschicklichkeit der Beschneiderin oder der aktive Widerstand des Mädchens können Schnitte in die Harnröhre, Harnblase, am Afterschließmuskel, an den Scheidenwänden und den Bartholinschen-Drüsen zur Folge haben. Mangelnde Sterilisation der Geräte verursachen zuweilen Tetanus und oftmals auch eine tödliche Blutvergiftung. Was hingegen die langfristigen Komplikationen betrifft, kommt es häufig zu chronischen Gebärmutter- und Vaginalinfektionen, weil die Scheide durch die Infibulation nun halb verschlossen ist. Manchmal bildet sich in Folge von Schleimansammlung im Inneren der Vagina ein großer Fremdkörper. Die Entstehung von Wulstnarben auf der verletzten Vulva können solche Ausmaße annehmen, dass sie beim Gehen behindern. Häufig entstehen Zysten, die die Größe einer Grapefruit annehmen können. Die Entstehung von Fisteln und die Senkung innerer Organe kann zu Inkontinenz führen, sodass bei vielen verstümmelten Frauen unentwegt Urin austritt. Eine weitere schwere Komplikation stellt die Dismenorhoe (eine äußerst schmerzhafte Menstruation) dar. Da das Monatsblut nicht frei abfließen kann, versuchen die jungen Mädchen das geronnene Blut mit Hilfe der Fingernägel zu entfernen, wenn die Öffnung nicht groß genug ist. Zu den schmerzhaftesten Konsequenzen der Beschneidung gehört die Entstehung einer Nervenfasergeschwulst (Neurinom) an der Stelle, wo der Rückenwandnerv der Klitoris (Nervus dorsalis clitoridis) durchtrennt worden ist, was zu einer Überempfindlichkeit des ganzen Genitalbereichs führt. Außerdem können sich in der Vulva Abszesse bilden. Frauen, die verstümmelt worden sind, haben während des Geschlechtsverkehrs unerträgliche Schmerzen (Dispaurenie), und aufgrund chronischer

Infektionen des Urogenitalapparats werden sie oft unfruchtbar. Weiterhin kommt es bei beschnittenen Frauen während einer Geburt zwangsläufig zu großen Komplikationen, denn diese geht mit einer Risswunde des vernarbten Gewebes einher. Üblich ist, die Frau nach jeder Geburt wieder zu infibulieren, also zuzunähen, und das auch zwölfmal oder sogar noch öfter hintereinander.«

Heute wird die Infibulation in all ihren Spielarten vor allem in verschiedenen asiatischen und afrikanischen Regionen praktiziert, in der Vergangenheit kam sie jedoch auch bei australischen, peruanischen, mexikanischen, brasilianischen, ecuadorianischen und sibirischen, sowie bei verschiedenen kleineren Stämmen zur Anwendung.

Die Operation, die außer in größeren Krankenhäusern ohne Anästhesie, von alten Frauen oder Hebammen durchgeführt wird, ist schmerzhaft und traumatisierend. Um zu verhindern, dass die jungen Mädchen sich zu heftig wehren, wurde vor kurzem das Alter der Verstümmelung immer weiter herabgesetzt. So werden die Mädchen in Äthiopien bereits acht Tage nach der Geburt beschnitten, in Saudi Arabien nach zehn Wochen, in Somalia zwischen dem dritten und vierten Lebensjahr, in Ägypten zwischen dem dritten und achten und im Sudan zwischen dem fünften und achten Lebensjahr.

In bestimmten Ländern, zum Beispiel im Sudan, wird die Wunde mit einem Seidenfaden oder gewöhnlichem chirurgischen Faden vernäht, während in Ländern wie Somalia Akaziendornen verwendet werden. Die Vernarbung soll durch Salben beschleunigt werden, die aus Zucker, Gummi, Eiern, Zitronensaft, verschiedenen Kräutern und sogar Asche hergestellt werden, andererseits kommt es dadurch zu Entzündungen und Infektionen. Den Mädchen werden einige Wochen lang die Beine fest zusammengebunden, bis die Wunde völlig verheilt ist, und die ekelhaften Ausdünstungen, die durch gestocktes Blut und Urin hervorgerufen werden, werden übertönt, indem man Kräuter verbrennt.

In ihrem Buch *Befreiung zur Lust. Frauen und ihre sexuellen Fantasien* schreibt Nancy Friday weiter: »Bevor ich das abscheuliche Bild eines weiblichen Geschlechtsorgans vor und nach der Klitorisektomie mit eigenen Augen gesehen hatte, konnte ich mir gar nicht vorstellen, wie weit man gehen kann, um eine Frauen ›gefügig zu machen.‹ Mit chirurgischen Mitteln kann man das Geschlechtsorgan einer Frau zwischen den Beinen völlig zum Verschwinden bringen, sodass nicht mehr als eine Wunde, ein vernarbter Schlitz übrig bleibt. Und dann ist die Welt wieder in Ordnung. Wir, die wir ›aufgeklärt‹ sind, begnügen uns mit der geistigen Klitorisektomie. Schon früh wird dem Mädchen vor Augen geführt, was für einen ›scheußlichen‹ Schlitz es zwischen den Beinen hat, der für sie genau so unberührbar ist wie die durch einen gelehrten Arzt der Vergangenheit verstümmelte Vagina.«

Doch warum gibt es die Infibulation?

»Das hat zunächst religiöse Gründe«, schreibt Edvige Bilotti, »weil man versuchen will, die ›Wollust‹ der Frau zu zügeln und ihre Keuschheit, das Grundprinzip der Familienehre, zu gewährleisten.«

Der zweite Grund liegt bei diversen kulturellen Überzeugungen und Körperbildern. Die afrikanischen Stämme der Bambara und Dogon in Mali glauben, die jungen Mädchen würden durch die Entfernung der Vorhaut und die Beschneidung der Klitoris von der dämonischen Kraft des Wanzo gereinigt, die sie unfruchtbar macht und ihnen den Eintritt in die Erwachsenenwelt verwehrt. Man glaubt, die Klitoris sei gefährlich und könne den Tod des Neugeborenen verursachen, wenn sie bei der Geburt mit ihm in Berührung kommt. Die Bambara sind davon überzeugt, dass selbst ein Mann sterben kann, wenn er während des Geschlechtsverkehrs mit dem Penis die Klitoris seiner Partnerin berührt. An der Elfenbeinküste hingegen praktiziert man die Beschneidung, weil man glaubt, auf diese Weise die Fruchtbarkeit zu steigern, obwohl paradoxerweise gerade die Beschneidung oft zu Unfruchtbarkeit führt.

Der dritte Grund liegt in der Tradition, in den überlieferten Bräuchen, die von der Gemeinschaft stillschweigend übernommen werden, ohne dass jemals nach dem warum gefragt würde. In jenen Kulturen, in denen die Frau im öffentlichen Leben deutlich benachteiligt ist, stellt die sexuelle Verstümmelung die einzige Möglichkeit dar, einen Mann zu finden, der ihr Lebensunterhalt und soziale Position als Ehefrau und Mutter sichert. Jede Qual ist immer noch besser als die Ausgrenzung. Das erklärt auch, weshalb die afrikanischen Frauen die überzeugtesten Befürworterinnen der Beschneidung sind.

Doch was kann man im Westen dagegen tun?

Im Jahr 1980, während einer internationalen Konferenz in Kopenhagen, gab es eine harte Debatte zwischen den Feministinnen des reichen Westens, die gegen die Infibulation zu Felde zogen, und den afrikanischen Feministinnen, die ihre europäischen Kolleginnen, vor allem aber die Amerikanerinnen des kulturellen Kolonialismus und Imperialismus beschuldigten. »Finger weg von der Infibulation. Das ist unsere Angelegenheit, das geht euch nichts an, und vor allem versteht ihr sie nicht.« So könnte man in etwa die Haltung der afrikanischen Frauen beschreiben. Im Jahr 1993 änderte sich die Lage jedoch. Nun waren es die Afrikanerinnen, die forderten, dass die Verstümmelung der weiblichen Geschlechtsorgane als Verletzung der weiblichen Menschenrechte anerkannt wurde.

Der schwarzen Schriftstellerin Awa Thiam zufolge müssen die afrikanischen Frauen sich dieser furchtbaren Tradition bewusst werden, und die Frauen im Westen können und müssen ihnen dabei helfen: »Der Kampf der schwarzen Afrikanerinnen darf nicht nach dem Vorbild der westlichen Frauen erfolgen, doch die Solidarität zwischen Frauen ist für sie von grundlegender Wichtigkeit.« Daniela Colombo schreibt: »Als wir die AIDOS ins Leben riefen, war der Kampf gegen die Verstümmelung der weiblichen Geschlechtsorgane eines unserer primären Ziele. Im Jahr 1985 wurde uns die Möglichkeit gegeben, mit einem von der italienischen Entwicklungshilfe finanzierten Projekt in Somalia tätig zu werden. Es folgten fünf Jahre harter Arbeit, doch als im Frühjahr 1988 die Schriftstellerin Elmi Muse eines ihrer Gedichte über die Lage der Frauen im Saal des somalischen Parlaments vorlas, wussten wir, dass unsere Bemühungen nicht umsonst gewesen waren, dass der Kampf gegen jede Form der Geschlechtsverstümmelung in Somalia die Grenzen unserer Organisation gesprengt hatte und zur Angelegenheit der Regierung geworden war. Nach den Erfahrungen in Somalia geht unsere Arbeit woanders weiter.«

Claudia Tomatis hat anhand von Afrikanerinnen, die in Italien leben, eine Studie über Infibulation durchgeführt. In diesem Zusammenhang führt sie auch an, wie viele Frauen in den afrikanischen Ländern verstümmelt werden – Zahlen, die von Fran. Z. Hosken zusammengestellt, 1992 aktualisiert und in der Zeitschrift *Nigrizia* im November 1996 veröffentlicht worden waren:

Benin	1 200 000	50 %
Burkina Faso	3 290 000	70 %
Zentralafrika	750 000	50 %
Tschad	1 530 000	60 %
Elfenbeinküste	3 750 000	60 %
Ägypten	13 625 000	50 %
Eritrea-Äthiopien	23 940 000	90 %
Gambia	270 000	60 %
Ghana	2 325 000	30 %
Dschibuti	196 000	90 %
Guinea	1 875 000	50 %
Guinea-Bissau	250 000	50 %
Liberia	6 300 000	60 %
Mali	3 112 500	25 %
Mauretanien	262 500	75 %
Niger	800 000	20 %
Nigeria	30 625 000	50 %
Senegal	750 000	20 %
Sierra Leone	1 935 000	90 %
Somalia	3 773 000	98 %
Sudan (Nord)	9 220 400	98 %
Tansania	1 345 000	10 %
Togo	950 000	50 %
Uganda	467 500	50 %
Zaire	945 000	50 %
Insgesamt	114 296 900	50 %

Eritrea hat vor kurzem die Verstümmelung und Infibulation von Frauen verboten.

Daniela Colombo: »Niemand von uns hat sich jemals darüber Illusionen gemacht, dass man diesen Jahrtausende alten Brauch in wenigen Jahren abschaffen könnte. Dazu bedarf es politischen Willens und geeigneter Mittel.«

17. KAPITEL

Wenn SIE krank wird

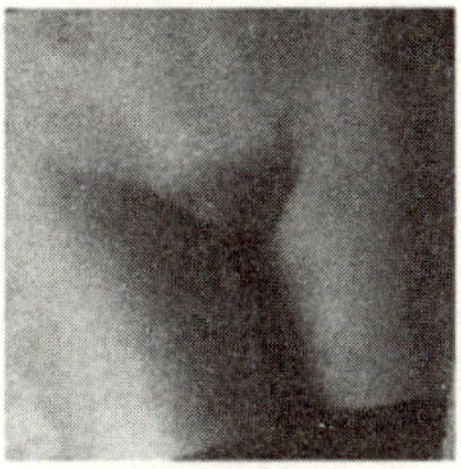

Geschlechtskrankheiten, die 1527 von Jaques de Bethercourt als »venerische Krankheiten« bezeichnet wurden, gab es bereits in grauer Vorzeit. Bei den alten Ägyptern und Griechen stand die Gonorrhöe an erster Stelle, ein Begriff, der im zweiten Jahrhundert n. Chr. von dem Arzt Galen geprägt wurde. Für die große Verbreitung war vor allem die Prostitution verantwortlich, und wie die Wissenschaftler heute vermuten, wurden die Prostituierten in Griechenland, sowie auch später im römischen Kaiserreich, gezwungen, bestimmte Farben zu tragen, damit man sie sofort erkennen konnte.

Die Syphilis hingegen, die in Europa seit dem 16. Jahrhundert wütete, wurde zum ersten Mal Ende des 15. Jahrhunderts von Nicola da Lonigo, Nicola Squillace da Messina und Marcello Cumano in Zusammenhang mit französischen Soldaten beschrieben, die während ihres Aufenthaltes in Neapel von Geschwüren an den Hoden befallen worden waren. Franzosen, Italiener und Spanier beschuldigten sich lange gegenseitig, die Krankheit »exportiert« zu haben, und 1581 nahm der deutsche Arzt Leonard Schmaus aufgrund der Schilderungen des Seefahrers Gonzalo Fernandez de Oviedo y Valdéz an, dass die Krankheit aus Amerika eingeschleppt worden war – eine These, die übrigens auch der berühmte italienische Humanist und Arzt Gerolamo Fracastoro vertrat. Die Wahrheit liegt vermutlich in der Mitte, denn jüngste Forschungen haben ergeben, dass wahrscheinlich ein Virus aus der Neuen Welt ein älteres Bakterium aus Europa zu neuem Leben erweckt, gestärkt und so zu seiner unaufhaltsamen Verbreitung beigetragen hat.

Egal, woher die Krankheit nun stammte, in einem Punkt waren sich alle bald einig: Schuld waren in erster Linie die Frauen, vor allem aber das weibliche Geschlechtsorgan, das man für den idealen Nährboden des Virus hielt. So begann die Verbreitung des Präservativs, das zum ersten Mal im 16. Jahrhundert verwendet wurde und zu dessen Befürwortern auch Giacomo Casanova gehörte.

Die frauen- und sexualfeindliche Haltung jener Zeit, sowie die Überzeugung, die Frau allein trüge Schuld an den Geschlechtskrankheiten, trug dazu bei, dass die Frauen vermehrt als Hexen verfolgt wurden. Nicht viel anders ging es jedoch dreihundert Jahre später zu, als die Krankheit sich infolge der Prüderie des 19. Jahrhunderts und der Langeweile im Ehebett, die die Männer in die Arme leichter Mädchen trieb, schlagartig verbreitete. Die Prostitution erlebte eine nie zuvor gesehene Blütezeit, verbreitete sich in ganz Europa und jenseits des Atlantik. In der zweiten Hälfte des 19. Jahrhunderts gab es in Paris 120000 Prostituierte, in London 50000 und in New York 20000. Die meisten von ihnen gingen, wie auch im Jahrhundert darauf, ihrem Beruf vorwiegend in Freudenhäusern nach, im einfachen Puff oder im Luxusbordell. Die Prostituierten in den öffentlich genehmigten Bordellen mussten sich regelmäßig gynäkologischen Untersuchungen unterziehen, denn Syphilis, Tuberkulose und Gonorrhöe dezimierten nicht nur ihre Freier (und deren ahnungslose Frauen), sondern auch die Prostituierten selbst. Da sich die Geheimprostituierten jedoch jeder Kontrolle entziehen konnten, breiteten sich die Krankheiten weiter aus. Die Engländerinnen setzten ihrer Vulva damals ein kleines Toupet, auch *Merkin* genannt, auf, wenn sie aufgrund einer Geschlechtskrankheit die Schamhaare verloren hatten: Ein Trick, den viele Jahre später auch die neapolitanischen Huren anwandten: Sie setzten sich ein blondes Toupet auf, um für die amerikanischen Soldaten attraktiver zu sein, wie Curzio Malaparte in seinem Roman *La pelle* (Die Haut) beschreibt.

Im Jahr 1905 entdeckten die deutschen Biologen Schaudinn und Hoffmann den für die Syphilis verantwortlichen Erreger *Treponema pallidum*, doch erst 1909 fanden die Bakteriologen Wassermann und Ehrlich heraus, dass sich Syphilis mit Sulfonamiden behandeln ließ. Als 1928 Alexander Fleming das Penizillin entdeckte, begann ein systematischer Feldzug gegen die Syphilis, die später ihren Platz einer noch viel schlimmeren tödlichen Krankheit überlässt: AIDS.

Die reiche westliche Welt hat die Krankheit besiegt, die so einen hohen Tribut gefordert hat, doch in anderen Teilen der Welt, wo die Sexualität noch immer von alten Riten und Bräuchen bestimmt wird, verschlimmert sich die Lage von Tag zu Tag. Man denke nur an die Infibulation und daran, dass das Virus durch Blutkontakt verbreitet werden kann. Doch damit nicht genug.

Emanuela Audisio und Giovanni Maria Pace schreiben in der Tageszeitung *La Repubblica*: »Um den Männern einen Gefallen zu tun, die den so genannten ›trockenen Sex‹ lieben (und mit einer feuchten Vagina, bei der kein Widerstand zu spüren ist, nichts anfangen können), mischen die afrikanischen Frauen Pflanzensäfte mit Erde oder dem Urin von Pavianen und reiben sich damit die Scheide ein. Die Schleimhäute schwellen dadurch an und trocknen aus. Die winzigen inneren Hautverletzungen, die infolge des Geschlechtsverkehrs entstehen, begünstigen die Übertragung des AIDS-Virus. Westliche Ärzte haben den Frauen zur Verwendung von Intrauterinpessaren geraten, doch das hat alles nichts geholfen. Denn eine Frau, die keine Kinder hat, die nicht stillt, die nicht Mutter ist, ist wertlos, hat keine Stellung, kein Gewicht. Wir stehen also mit unseren riesigen Kondompackungen da, auf denen der Slogan ›Gib AIDS keine Chance‹ steht, und die afrikanischen Frauen hängen die Kondome vor den Hütten auf, um böse Geister zu verjagen …«

Abgesehen von diesen extremen Situationen kann unsere SIE auch noch von ganz anderen Krankheiten befallen werden, die mit rechtzeitiger Diagnose und Einnahme von Antibiotika und Virustatika zum Glück geheilt werden können. Dazu gehören Herpes genitalis, Harnleiterentzündungen, Chlamydia-Infektionen und Candida-Mykosen, um nur die bekanntesten der so genannten STD (durch Geschlechtsverkehr übertragbaren Krankheiten) zu nennen: »Es handelt sich dabei um Infektionen, die aufgrund der unterschiedlichen Anatomie der Geschlechtsorgane häufiger beim Mann als bei der Frau auftreten«, schreibt Mirella Taranto in *Salute,* einer wöchentliche Beilage der Tageszeitung *La Repubblica.* »Bei der Frau treten diese Infektionen vor allem in der Gebärmutter und im Gebärmutterhals auf und sind darum nicht leicht zu erkennen.«

Eine der wirkungsvollsten Maßnahmen zur Vorbeugung ist auch in diesem Falle die Verwendung eines Kondoms.

Außerdem gibt es Störungen des weiblichen Geschlechtsorgans, die nichts mit Viren zu tun haben, wie der Scheidenkrampf (eine schmerzhafte Kontraktion der Scheidenmuskeln, der die Penetration unmöglich macht und meistens psychische Ursachen hat); die Anorgasmie (Unfähigkeit, einen Orgasmus zu empfinden, obwohl die Patientin Lust und Erregung verspürt, wobei die Ursachen, »ebenfalls meist psychischer Art sind, wenn die Frau zum Beispiel Schwierigkeiten hat sich gehen zu lassen oder beim Sex Schuldgefühle verspürt. Die Gründe können aber auch in der Beziehung zum Partner liegen oder einfach körperlicher Natur sein, wenn zum Beispiel die Klitoris nicht richtig stimuliert wird. In vielen Fällen verschwindet dieses Problem wieder, wenn man reifer geworden ist, den eigenen Körper besser kennen gelernt hat, selbstsicherer oder erfahrener geworden ist oder die Partnerbeziehung besser geworden ist«, wie auf den Internetseiten unter http://space.tin.it/io/codaulis/enciclopedia.html zu lesen ist. Schließlich wäre noch die Frigidität zu nennen (bei der es zu überhaupt keinen Lustgefühlen beim Geschlechtsakt kommt). Natürlich gibt es auch noch die Sterilität beziehungsweise die Unfruchtbarkeit. Doch wie soll man erkennen, ob SIE oder ER unfruchtbar sind? Mithilfe einer Untersuchung natürlich, doch nach Meinung des arabischen Schriftstellers Al Gazairi gibt es eine viel einfachere Methode: »Man nehme ein paar Tropfen des männlichen und weiblichen Sekrets, gebe diese auf zwei saubere weiße Tücher und lasse sie trocknen. Man wasche die Tücher: Ist auf einem der Tücher der Fleck verschwunden, so war dies das Sekret des Unfruchtbaren, denn Sperma, das nicht befleckt, ist zeugungsunfähig.«

18. KAPITEL

Desiderio oder Endstation ... Sehnsucht

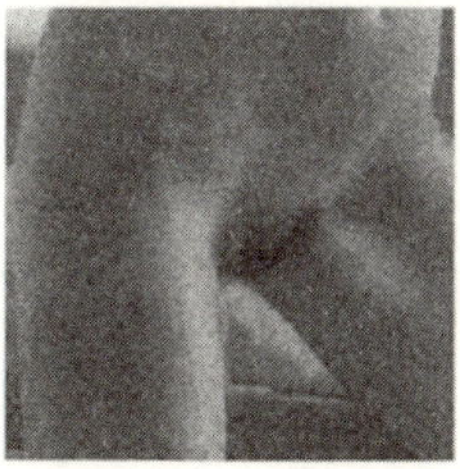

Das dritte Jahrtausend eröffnet uns ungeahnte neue Möglichkeiten, und unsere Ziele rücken immer mehr in greifbare Nähe. Man denke nur an die Technik des Klonens, die bis vor wenigen Jahren noch in den Bereich der Sciencefiction gehörte und heute nur noch von den Einwänden der Ethikkommissionen gestoppt werden kann.

In diesem Zusammenhang kann man sich auch leicht vorstellen, wozu die Chirurgie bald fähig sein wird, der es ja schon heute, wenn auch nur in gewissem Maße, möglich ist, einen Mann in eine Frau und umgekehrt zu verwandeln. Natürlich wird man auch weiterhin als Frau geboren werden, aber man wird die Möglichkeit haben, als Mann eine Geschlechtsumwandlung durchführen zu lassen und eine perfekt funktionierende SIE zu besitzen, während es bisher nicht möglich war, eine Gebärmutter oder eine Klitoris nachzubilden und somit auch nach einer Geschlechtsumwandlung volle sexuelle Befriedigung zu verspüren.

Dennoch haben bereits viele Männer, die sich nie als Männer fühlten, dank vollständiger oder partieller Eingriffe ein neues Leben begonnen. Desiderio (was Sehnsucht bedeutet) ist einer von ihnen, oder besser gesagt eine von ihnen, denn heute erinnert weder sein Aussehen noch seine Stimme im Entferntesten an einen Mann.

Desiderio aalt sich am römischen Strand Capocotta, splitterfasernackt, wie Gott sie schuf (würde man beinahe sagen, wenn man es nicht besser wüsste). Sie erzählt, dass es ihr schon als Kind zuwider war, sich in einem männlichen Körper zu befinden, den sie nicht als den ihren empfand, dass ihre Familie als auch die konsultierten Psychologen sie sofort verstanden und unterstützten, dass sie sich in ihrer Jugend mehreren Hormonkuren unterziehen musste und trotzdem immer sicherer war, eine Frau zu sein, die irrtümlich in einem männlichen Körper steckte. Ein ähnlicher Fall ist Baby Dee, die mittlerweile vierzigjährige Frau, die früher einmal ein Mann gewesen ist und die in Maggie Palcy's *Penisbuch* von sich erzählt: »Es ist toll, wenn dein Geschlecht und dein Körper zusammenfinden und eins werden. Du hast das Gefühl, endlich in deinem Körper zu wohnen. So ist es jetzt für mich. Inzwischen kann ich mir gar nicht mehr vorstellen, einen Penis zu haben. Denn als ich einen hatte, gehörte er mir nicht. Psychologisch gesehen gab es ihn nicht. Aber ich würde mich auch nicht als wahre Frau bezeichnen. Es ist klar, dass ich nicht wie die anderen bin. Doch nun liegt es an den Männern, ob sie mich nehmen, wie ich bin, oder nicht. Mir ist egal, was ich bin, ich fühle mich als Frau.«

Desiderio lässt sich erst viel später operieren, am Ende eines langen physischen und psychischen, materiellen und spirituellen Weges. Bei der Operation werden die Geschlechtsdrüsen und Schwellkörper entfernt, wobei Nervenstränge und Empfindlichkeit jedoch erhalten bleiben sollen. Dann wird die Haut des Penis nach innen gezogen, genauso wie man einen Handschuh umstülpt, im Inneren des Körpers wird daraus eine Vagina nachgebildet und an die Harnröhre, den Blutkreislauf, die Muskeln und Nerven angeschlossen. Mit Hilfe von Hautlappen aus dem Hodensack wird eine Vulva mit kleinen Schamlippen geformt. Und wenn Desiderio gelassen und vergnügt das Ergebnis der Operation zur Schau stellt, staunt man nicht schlecht, denn nur ein Expertenauge könnte die Fälschung erkennen.

Natürlich besitzt ein Transsexueller weder Gebärmutter noch Klitoris, doch Desiderio versichert, dass sie bei der Penetration dennoch zum Orgasmus kommt (oder zumindest starke Lust empfindet).

Desiderio, die sympathische, intelligente und etwas schrullige Transe, die von Mailand nach Rom übersiedelt ist, um auch ihren Alltag völlig neu zu gestalten, widerlegt die Auffassung, Transsexuelle würden unweigerlich auf der Straße landen. Ein neues Bewusstsein innerhalb der Gesellschaft ermöglicht es den Transsexuellen heutzutage, ein ganz normales Leben zu führen, Freunde zu haben, am Abend auszugehen, ihre Familie zu sehen und nicht mehr wie vor dreißig Jahren vorgeführt zu werden wie ein Tier aus dem Zoo. Desiderio sagt abschließend: »Transsexuelle sind Weiblichkeit pur. Sie wissen genau, wie sie sich Männern gegenüber zu verhalten haben. Und befreunden sie sich mit einer Frau, kann das eine sehr bereichernde und tiefe Beziehung sein.«

19. KAPITEL

SIE in der Malerei

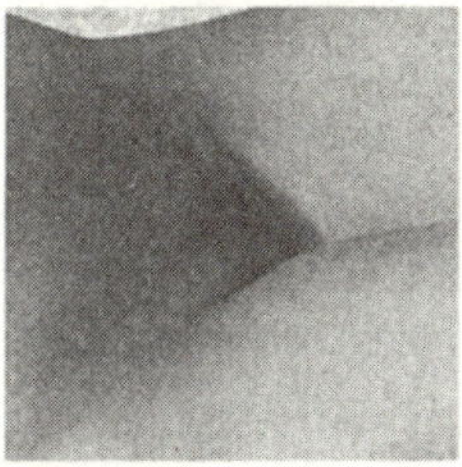

Schon immer hat der Mensch unsere verehrte SIE gemalt, in Stein gemeißelt oder sonstwie dargestellt, aus Gründen, die von Epoche zu Epoche, von Kultur zu Kultur verschieden waren.

Dreißigtausend Jahre vor Christus wurde SIE in der Dordogne dargestellt, und ungefähr zur selben Zeit schufen geschickte Hände in Vestonice im ehemaligen Jugoslawien eine Steinskulptur, bei der ganz deutlich die Öffnung einer Vagina zu erkennen ist. Wahrscheinlich handelte es sich dabei um Opfergaben, mit deren Hilfe man die Göttinnen um Fruchtbarkeit oder reiche Ernte anflehte. Dieselbe Funktion hatten auch die erotischen Keramiken der Mochica, die aus der Zeit zwischen 200 vor Christus und 600 nach Christus stammen, sowie die Holzfiguren der Eingeborenenstämme in Ozeanien.

Im alten Griechenland und später auch in Rom war die Darstellung des weiblichen Geschlechtsorgans schon eindeutig sexuell gefärbt, wie man anhand der beachtlichen Produktion von Geschirr, Skulpturen und Wandgemälden sehen kann. Noch stärker verbreitet war die erotische Kunst allerdings im Orient, von China bis Indien.

In den folgenden Epochen tauchte unsere SIE scheu auf den Werken großer Künstler auf (wie zum Beispiel auf Botticellis *Venus* oder Tizians *Venus von Urbino*, die 1538 entstand), und sie eroberte sich etwas größere Freiräume (man denke zum Beispiel an Leonardo da Vincis *anatomische Studien* oder an die Zeichnungen von Giulio Romano, die an das *Kamasutra* erinnern), was bedeutete, dass sie den engen Raum der Kunst sprengte.

Doch erst Auguste Rodin (1840–1917) machte SIE zur Hauptfigur. Alberto Boatto schreibt in seinem Buch *Eros mediterraneo*: »Rodins Verdienst bestand darin, als Erster die Schnörksel entfernt zu haben, hinter denen sich der weibliche Körper verbarg. Nicht die Kleider im eigentlichen Sinne, sondern tatsächlich die Schnörksel, die die Maler des Symbolismus Ende des 19. Jahrhunderts dem weiblichen Körper hinzugefügt hatten, um seine Nacktheit zu verbergen ... und ein paar Zipfel sind immer noch vorhanden. Aber nur, um diese bis zu den Hüften hinaufzuziehen und auf skandalöse Weise die Geschlechtsorgane bloßzulegen: die Schenkel, die Brüste und Brustwarzen, den Bauch, die Vulva. In der Vulva laufen nicht nur die Linien und Flecken zusammen, die Gewichte und die schwitzenden Ausdünstungen der Farben, hier treffen sich auch die Leidenschaften, die Rodins Zeichnungen aufheizen.« Beispiele dafür sind die Zeichnungen *Hände auf dem Geschlecht; Nackte Frau auf dem Rücken, von vorne, mit gespreizten Beinen;* oder *Nackte Frau auf dem Rücken, von vorne, mit gespreizten und angewinkelten Armen und Beinen.*

Zu Beginn des 20. Jahrhunderts bekommt die Darstellung des weiblichen Geschlechtsorgans jedoch eine neue

Bedeutung, wie Musitelli, Bossi und Allegri in ihrem Buch *Storia dei costumi sessuali* (Geschichte der sexuellen Sitten) betonen: »Bei den meisten Kunstwerken des zwanzigsten Jahrhunderts wird die Erotik zum Symbol: Sie soll den Bruch mit der Vergangenheit verdeutlichen, wie im Falle der frühen Avantgarde des zwanzigsten Jahrhunderts, Ausdruck des Unbewussten sein, wie beim Surrealismus, oder soziale und politische Polemik transportieren, wie auf den schonungslosen Bildern, auf denen George Grosz und Otto Dix das deutsche Bürgertum kurz vor der Nazizeit darstellten.«

Und schließlich die Bilder von Pablo Picasso oder die Akte von Egon Schiele, von dem wir hier nur die Temperamalereien wie *Liegender, weiblicher Oberkörper* und *Weiblicher Akt* erwähnen, die beide aus dem Jahr 1910 stammen. Und schließlich die traumartigen symbolischen Bilder der Surrealisten wie Marcel Duchamp *(Délire sexuel* und *Vagin brillant)* oder Francis Picabia *(Voilà la femme* aus dem Jahr 1915).

In Italien hingegen wurde SIE von berühmten Malern wie Carlo Carrà (*Acrobata,* 1914, Mischtechnik auf Karton), Amedeo Modigliani (unvergesslich sind *Nudo sdraiato a braccia aperte, Nudo con le mani congiunte* und *Nudo di Jeanne Hebuterne,* lauter Werke aus dem Jahr 1917), Aligi Sassu (*Diana e Adone* aus dem Jahr 1933), Renato Guttuso und Mario Vespingnani dargestellt; aber auch Künstler wie Milo Manara oder Crepax, Erfinder der berühmten *Valentina,* die den Sprung aus dem Comicbereich schaffte und zu einer Kultfigur wurde, haben sich ihrer angenommen.

Natürlich haben auch zeitgenössische Künstler IHR viel Zeit und Aufmerksamkeit gewidmet, alle auf ihre Weise und entsprechend der Strömung, der sie angehören: Der

Bogen reicht von Alberto Burris *Legno e Nero,* einem Werk aus dem Jahre 1956, bei dem ein Spalt im Holz unmissverständlich auf die Vagina anspielt, bis hin zu den provozierenden Werken von Allen Jones, der die Vagina im Stil der Pop Art darstellt.

Doch wenn SIE die Möglichkeit hätte, ihr Lieblingsbild von sich selbst auszuwählen, so würde sie sich zweifellos für Gustave Courbets *Der Ursprung der Welt* entscheiden – ein Werk, das bei jedem Menschen andere Gefühle hervorruft: Manche finden es sinnlich, vulgär, faszinierend und aufregend; bei anderen löst es Ärger, Angst oder Begeisterung aus; für die einen ist es eine verlockende Aufforderung, für die anderen eine Drohung. Eine widersprüchliche Reaktion, genauso widersprüchlich wie die Haltung des Mannes IHR gegenüber immer gewesen ist.

20. KAPITEL

Wie man befruchtet (oder sich befruchten lässt) und glücklich lebt oder Wie man nicht befruchtet (oder sich nicht befruchten lässt) und trotzdem glücklich lebt

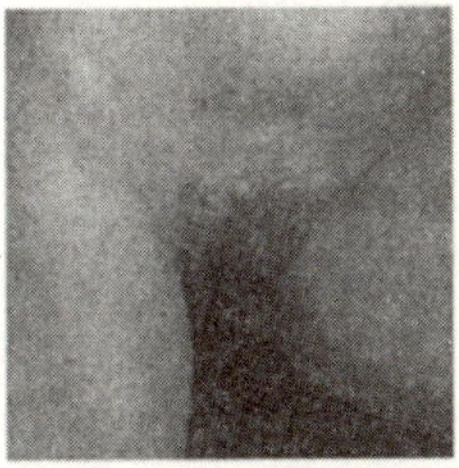

Befruchten oder nicht befruchten, sich befruchten lassen oder sich nicht befruchten lassen, das ist hier die Frage! Sollten Sie sich entschlossen haben, Mutter zu werden, sollten Sie unbedingt wissen, wer Sie sind, um unangenehme Missverständnisse zu vermeiden. Gehören Sie vielleicht zu der Spezies der Motten, Wasserflöhe oder Echsen? Kein Problem, dann können Sie alles alleine erledigen, ohne Hilfe des Männchens, und den schweißtreibenden Akt der Paarung vermeiden. Oder sind Sie vielleicht eine männliche Languste? Dann müssen Sie in das Geschlechtsorgan Ihrer Partnerin eine Art genetisch mutiertes Bein einführen. Oder gehören Sie vielleicht zur Familie der Tintenfische? Dann steht Ihnen eine Art Stiel zur Verfügung, sonst nichts. Jeder Protest ist zwecklos. Sind Sie ein Stachelschwein? Dann gehen Sie bitte äußerst behutsam vor. Gibt es vielleicht Wiesenschnarren unter Ihnen? ... Meine Dame ... Entschuldigen Sie bitte, Sie können die Hand wieder senken ... ich sprach von einer polygamen Vogelart mit leidenschaftlichem Trillergesang ... Aber lassen wir das!

Sollten Sie hingegen der Spezies Mensch angehören, dann muss das männliche Organ in das weibliche eindringen, wenn Sie ein Duett erklingen lassen wollen. Doch gibt es etwas, worauf man bei der Zeugung achten muss? Sie werden sich jetzt fragen, ob Sie Männlein oder Weiblein sind, denn wenn Sie ein Tintenfisch wären, dann wäre Ihnen das vollkommen egal.

Sie können sich natürlich nach dem Kalender richten und die fruchtbaren Tage auswählen, doch wenn Sie etwas ganz Besonderes wollen ... nun ja, dann gäbe es da etwas.

Dem Charaka Samhita zufolge, einer medizinischen Schrift aus dem alten Indien, sollte eine Frau auf dem Rücken liegen, wenn sie den männlichen Samen empfängt, denn bei dieser Stellung sind alle Elemente des Körpers in perfektem Gleichgewicht – eine These, die von antiken hebräischen und chinesischen Schriften bestätigt wurde. Wenn die Frau sich einen Jungen wünscht, sollte sie salzige Speisen zu sich nehmen, wenn sie sich ein Mädchen wünscht, hingegen Süßes. Es ist interessant, dass jüngste Untersuchungen in Frankreich und Kanada diese Vermutung wissenschaftlich bestätigt haben.

Nimatullah Al Gazairi zitiert die Überlegungen des berühmten arabischen Arztes Al Harit Ibn Kalada, der im 7. Jahrhundert n. Chr. lebte: »Wenn du deine Frau schwängern willst, dann lasse sie zehn Mal im Hof des Hauses auf und ab laufen, damit ihre Gebärmutter sich senkt und die Begierde sie verzehrt. So wirst du sie mit Sicherheit schwängern, und die Befruchtung wird so sicher wie die Bestäubung der Palmen sein.«

Ausgehend von der hippokratischen These, wonach der rechte männliche Hoden »warm« und zur Zeugung männlichen Nachwuchses bestimmt sei, während der linke Hoden »feucht« sei und Mädchen zeugte (so wie man auch glaubte, dass die Frauen zwei Gebärmütter besäßen, wovon die rechte Jungen und die linke Mädchen austrug), riet Girolamo Savonarola Ende des 15. Jahrhunderts den Männern, die Frau während des Geschlechtsverkehrs von der einen auf die andere Seite zu drehen, je nach dem Geschlecht des Kindes, das sie zeugen wollten. Außerdem empfahl er, den linken Hoden festzubinden, falls man einen Jungen zeugen wollte. Al Gazairi erteilt mehr oder weniger dieselben Ratschläge, fügt aber ein nicht zu unterschätzendes Detail hinzu: Wenn man sich einen Jungen wünschte, sollte man sich bei Ostwind vereinigen (bei Ostwind landete auch Mary Poppins in der Stadt, wenn Sie verstehen, was ich meine), und bei Westwind, wenn man sich ein Mädchen wünschte. Bei Windstille sollte man es lieber ganz bleiben lassen!

Es ist eine Ironie des Schicksals, dass ein Arzt namens Michele Savonarola Zeitgenosse von Girolamo Savonarola war und ein Buch mit dem Titel *Guida alla gravidanza* (Schwangerschaftsführer) schrieb: »Der Mann muss versuchen, sein Sperma nicht tröpfchenweise, sondern mit einem Schlag loszuwerden, er darf sich auch nicht nach oben oder nach unten bewegen, sondern muss still im Loch verharren, damit keine Luft eindringen und den Samen verunreinigen kann.«

Möchten Sie hingegen kopulieren, ohne zum Bevölkerungswachstum beizutragen, so gibt es dafür viele moderne, aber auch Jahrtausende alte Methoden, denn die Fruchtbarkeit unserer SIE hat die Männer seit jeher in Angst und Schrecken versetzt und sie dazu veranlasst, Maßnahmen gegen unerwünschte Schwangerschaften zu treffen. Hippokrates riet, die Vagina mit viel Öl einzureiben, damit das männliche Sperma keinen Halt fand und nicht bis zur Gebärmutter gelangte. Auch Aristoteles hatte einen ähnlichen Ratschlag parat: Er riet den Frauen, einen Tampon in Zedernöl, Bleiweiß oder in mit Olivenöl verdünntem Weihrauch zu tauchen und einzuführen, was unter Umständen tatsächlich funktionierte, denn nach dem heutigen Stand der Wissenschaft haben die im Öl enthaltenen Säuren spermizide Wirkung. Auch die alten Ägypter verwendeten Tampons, die sie in Honig, Krokodilskot und Natriumkarbonat getaucht hatten, was zumindest eine mechanische, wenn schon nicht chemische Barriere für das Sperma darstellte. In der islamischen Welt wurde der Tampon bis zum Jahre 1200 aus Elefantenkot hergestellt! Lukrez hingegen erzählt auf wesentlich weniger »wissenschaftliche« Art und Weise, dass die Huren im alten Rom mit den Hüften wackelten, um das Sperma in weniger gefährliche Ecken und Enden des Venustales zu befördern. Andere Frauen griffen auf nicht minder unverlässliche Verhütungsmethoden zurück, sie schnürten sich zum Beispiel ein Ledersäckchen mit Katzenleber an den rechten Fuß, oder spuckten dreimal in das Maul eines Frosches (der womöglich ganz ungeduldig auf den Kuss wartete, der ihn in einen Prinzen verwandeln sollte). »Soranos von Ephesos«, schreibt Lance Rancier in seinem außergewöhnlichen Buch *Das Universum der Sexualität,* »ein Gynäkologe, der Anfang des zweiten Jahrhunderts lebte, riet den Frauen, im Augenblick der Ejakulation den Atem anzuhalten, wenn sie die Befruchtung verhindern wollten. Gleich darauf sollten sie aufstehen, sich zusammenkauern und versuchen zu niesen.«

Einige Jahrhunderte später behauptete der berühmte französische Arzt Henry de Mondeville, dass es nur dann zur Befruchtung käme, wenn die Frau einen »genussvollen« Orgasmus hätte, und er fügte hinzu, dass man den Spermien den Weg versperren konnte, indem man einen

Tampon einführte, den man zuvor in eine zähflüssige und astringierende Flüssigkeit getaucht hatte.

Natürlich hat man auch im Orient alles daran gesetzt, gute Verhütungsmittel zu erfinden, deren Effizienz von der modernen Wissenschaft fast ausnahmslos bestätigt wird. Unter anderem verwendete man Karottensamen, Sesam und Stechapfel, Muskatnuss, Rizinus, Kampfer, Gewürznelken, Opium und Zitrone, alles Naturprodukte, die die Zusammensetzung des Scheidensekrets verändern und die Samenfäden auf ihrem Weg behindern. Man verwendete jedoch auch regelrechte »Gebärmutterstöpsel« aus Ölpapier, Seide, Wachs beziehungsweise eine halbe Zitrone, die bis zum Gebärmutterhals eingeführt wurde. Diese »Stöpseltechnik« hatte man aus dem Tierreich übernommen: Schlangen- und sogar Maulwurfweibchen können natürliche Barrieren errichten, um eine ungewollte Befruchtung zu verhindern. Der Engländer Phillip Beach rät jedoch von der Verhütung mit spermiziden Stöpseln ab, denn ihm zufolge sind die »die Chakren der Frau« (die sieben Energiezentren des Körpers) vitaler, wenn sich im Inneren der Eileiter lebende Spermien befinden; je öfter eine Frau also mit einem Mann schläft, desto besser ist es. »Der Gebärmutterhals ist wie eine Quelle, aus der täglich positive Energie fließt: Verschließt man ihn mit einer Kappe, die mit spermizider Creme eingeschmiert worden ist, ist das womöglich das Schlimmste, was man tun kann.«

Im Mittelalter und in der Renaissance greift man – nach den Ausschweifungen der Antike – immer mehr auf den Analverkehr zurück, um ungewollte Schwangerschaften zu verhindern –, eine Praxis, die die Kirche und einige kirchliche Würdenträger mit dem Bannstrahl belegten und auf die sogar die Todesstrafe drohte. Die ablehnende Haltung der Kirche gegenüber der Empfängnisverhütung besteht auch heute noch, weshalb die Frauen mitunter gezwungen waren, zu drastischen Methoden zu greifen: So führte man zum Beispiel Stricknadeln, Eisendraht oder Messer in die Gebärmutter ein, um abzutreiben. Lance Rancier berichtet, dass im 19. Jahrhundert die amerikanischen Frauen des Mittleren Westens auf wesentlich weniger blutige Weise abzutreiben versuchten, indem sie ihre Brüste mit Schießpulver einrieben (ob bereits damals der Hollywood-Mythos von der *Sexbombe* entstand?).

Im 18. Jahrhundert setzte man in Europa allen technischen und moralischen Hürden zum Trotz alles daran, wirkungsvolle Verhütungsmethoden zu finden, nicht zuletzt, um die Geschlechtskrankheiten einzudämmen, und so entstanden die ersten Kondome, und bis heute ist es ungeklärt, wer nun der eigentliche Erfinder des Präservativs ist: der italienische Arzt Gabriele Falloppio oder der Engländer Cundum. Natürlich handelte es sich dabei um von Hand gefertigte und recht unbequeme Artikel, die erst 1843 von Gummipräservativen ersetzt wurden. Ein kurioses Detail am Rande: verantwortlich für diesen Wandel war ein kleiner englischer Industrieller namens MacIntosh, der ... Regenmäntel herstellte!

Ungefähr zur gleichen Zeit, genauer gesagt im Jahr 1838, hatte der Deutsche Friedrich Adolf Wilde die Idee, ein Diaphragma herzustellen, das, tief in die Vagina eingeführt, den Muttermund verschließen sollte. Ungefähr 40 Jahre später perfektionierte sein Landsmann Mensinga diese Methode, die sich in ganz Europa rasch verbreitete, in den USA aber bis 1920 weitgehend unbekannt blieb.

Heute kann man die häufigsten Methoden der Empfängnisverhütung in vier Gruppen unterteilen: In natürliche, chemische und hormonale Methoden und die so genannten Barrieremethoden.

Zu den natürlichen Methoden gehören: die Methode durch Beschränkung der Kohabitationen auf die unfruchtbaren Tage im Menstruationszyklus; die nach dem japanischen Arzt Kiusako Ogino und seinem österreichischen Kollegen Hermann Knaus benannte Kalendermethode, die auf der Messung und Aufzeichnung der Aufwachtemperatur der Frau basiert; und schließlich die bereits erwähnte »Billings-Methode« oder Zervixschleimmethode, bei der man mithilfe der Beobachtung des Zervixschleims die fruchtbaren und unfruchtbaren Tage bestimmt.

Zu den chemischen Methoden gehören: Spermizide in Form von Vaginalschaum, Zäpfchen, Gels, Tabletten und, kaum bekannt, das lösliche Präservativ.

Zu den mechanischen Methoden gehören: Präservativ, Scheidendiaphragma, Spirale, Portiokappe und Intrauterinpessar.

Zu den hormonalen Methoden der Kontrazeption gehören: Die klassische Einphasenpille oder Antibabypille, bestehend aus einer Östrogen-Gestagen-Kombination; die Zweistufenpille, bei der fünfzehn Tage lang reines Östrogen und fünf Tage lang eine Mischung aus Östrogen-Gestagen verabreicht werden; die Minipille, bei der laufend eine niedrige Dosierung von Gestagen eingenommen wird; die parenterale Ovulationshemmung beziehungsweise die Dreimonatsspritze, die postkoitale Kontrazeption oder so genannte Pille danach, hoch dosierte Gestagene beziehungsweise Östrogene (die spätestens 72 Stunden nach der Befruchtung eingenommen werden müssen). Die Pille wurde Mitte der Fünfzigerjahre vom englischen Arzt Gregory Pincus entwickelt, der allerdings auf Forschungsergebnisse aus den Dreißigerjahren aufbaute. Man darf jedoch nicht vergessen, dass schon die alten Ägypter orale Kontrazeptiva, verschiedene Tränke und Kräutertees, verabreichten.

Bleibt also nur noch der äußerst beliebte und unverwüstliche *coitus interruptus*, der darin besteht, dass der Mann kurz vor dem Orgasmus seinen Penis aus der Scheide zieht (und den so genannten »Wachtelsprung« vollführt, wenn Sie wissen, was ich meine). Das Risiko bei dieser Methode liegt darin, dass bereits während des Geschlechtsverkehrs Gleitflüssigkeit verloren gehen kann, in der ein paar Samenfäden enthalten sind, und zweitens können Samenfäden aus dem äußeren Bereich der Vagina zur Gebärmutter hinaufwandern. In beiden Fällen sollte man aber nicht nur auf die bekannterweise hinterfotzigen Samen sauer sein, sondern vor allem auf sich selber, denn diese Dinge weiß man seit ewigen Zeiten.

Ich persönlich vertraue blind der oralen Methode, der einzigen Methode, die hundertprozentig sicher ist und keine Nebenwirkungen hat. Deshalb ist sie auch rezeptfrei und selbst die Dosierung ist ganz einfach: Immer wenn der Partner fragt: »Willst du?«, muss man mit einem entschiedenen »Nein« antworten. Das ist alles. Wenn notwendig muss die Behandlung natürlich wiederholt werden.

21. KAPITEL

Wer SIE besingt

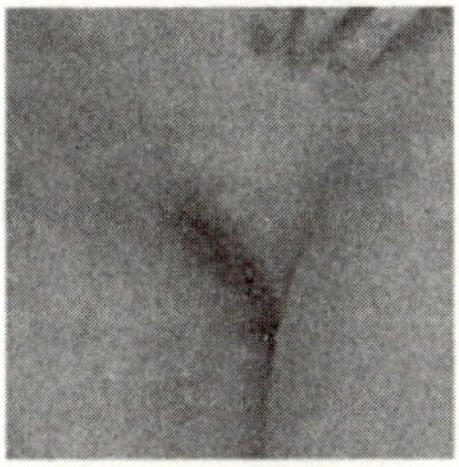

»Die Gräfin spielt Klavier und der Graf ... spielt auf ihr.« Welche wunderbare Verbindung Musik und Erotik in diesem kleinen Witz doch eingehen!

Einmal abgesehen von derben chauvinistischen Witzen, ist unsere SIE immer wieder besungen worden, und die Zensur ist mithilfe von Zweideutigkeiten und witzigen Wortspielen umgangen worden, von denen nur wenige behaupten können, sie nicht verstanden zu haben. Denn wo sonst, glauben Sie, will wohl *das Vögelein der Gevatterin* in dem Lied von Armando Bosco hinfliegen, das später bei Cochi und Renato zu einem Schlachtross wird? »... genau dahin wollte das Vögelein der Gevatterin fliegen.« Und in einer Zeit genetischer Wunder verwandelt sich ein Vogel auch schnell in ein Stück Obst, wie uns Alberto Sordi und Monica Vitti weismachen wollen: »*Wo willst du ohne Banane hin, ... schöne Hawaiianerin, häng dir die Banane um ...*« Um schließlich mit einem deutlichen »*komm mit mir, ich zeig sie dir*« zu enden. Die Frau, die Leone di Lernia besingt, hat sie zweifellos schon gesehen:

»Zuerst hast du die Banane gegessen / und jetzt ist dir schlecht...«

Vor kurzem hat sich Michele Bovi in einer Sendung auf RAIDUE mit den Schlagern beschäftigt, die vom italienischen Fernsehen aufgrund ihres sexuellen Inhalts oder auch nur wegen ein paar Wörtern zensiert worden sind. Doch schon viel früher, genauer gesagt im Jahr 1969, erschien im Mailänder Verlag *I Quaderni di Ikon* der erste italienische Essay zu diesem Thema: *L'erotismo nella musica leggera, nel fumetto, nel cinema* (Die Erotik in der Unterhaltungsmusik, im Comic und im Film). Und im Licht dieser beiden Leuchttürme beginnen wir unsere kurze, aber gefährliche Reise im unbekannten Meer der Klänge und machen uns wie Kapitän Ahab auf die Suche nach verborgenen Hinweisen auf unsere unsterbliche SIE! Entschuldigen Sie die umständliche Formulierung, aber das Buch steuert seinem Höhepunkt, sprich seinem Ende entgegen!

Beginnen wir gleich einmal bei den Volksliedern mit ihren schelmischen und etwas naiven Versen voll spielerischer Erotik, die in ihrer Doppeldeutigkeit mehr preisgeben als verstecken.

In Rom kursieren zum Beispiel die Lieder von Alvaro Amici und seinen Gefährten, während sich die Gäste im Restaurant »La parolaccia« (was soviel wie Schimpfwort bedeutet) im Stadtteil Trastevere gerne vom Besitzer und vom Personal beschimpfen lassen und Wörter wie *Fotze* an der Tagesordnung (oder Nachtordnung, je nachdem, wann man einen Tisch bestellt) sind. In Apulien hingegen singt man die Lieder des berühmt gewordenen Sängers Tony Santagata: »*Wie schön ist doch die erste Liebe, doch viel schöner noch ist die zweite.*« Die heimliche Hauptstadt des erotischen Liedes ist jedoch zweifellos Neapel, hier hat man die Qual der Wahl: Die Auswahl reicht von *Spingulè frangèse* bis zu »*Der eine hält mich für eine Französin / der andere für eine Spanierin / doch ich komme aus Nola / und ich nehme mir den, den ich will*« über »*Brigida / du bist so süß wie eine Tasse Kaffee ... und deshalb rühre ich um in dir*« bis zur berühmten *Reginella* mit ihrem »Dekolleté«, von Totòs *Malafemmina* bis zu dem unvergesslichen Lied *Pansè* (Bauch) von Renato Carosone: »*Welch schöner Bauch / welch schöner Bauch / gib ihn mir / gib ihn mir / gib mir deinen Bauch / ich hab auch einen / ich führ' sie zusammen ...*«. Vom schamhaften Lied *Striptease* und der Strophe »*Heb dein Hemd*« zum anzüglichen »*Willst du fi, fi, fi ... willst du fi, fi, fi, meine Schöne? Lass dich fi, fi, fi, lass dich fi, fi, fi, lass dich filmen*«. Bis zum Schlager *Agata*, der von Nino Taranto gesungen und dann von Nino Ferrer gecovert wurde.

Glauben Sie aber ja nicht, erotische Anspielungen gäbe es nur in der Volksmusik. Hätten Sie zum Beispiel gedacht, der große Claudio Villa würde seine Stimme für eine Anspielung auf SIE hergeben? Hören Sie und überzeugen Sie sich selbst: »*Was passiert, was passiert / wenn ein Mann eine Frau trifft / was passiert, was passiert / jeder Mann, der liebt, weiß es ... Ich gebe dir das Schönste, das ich habe / du gibst mir das Schönste, das du hast ...*« Ätsch, verehrte Herren von der Zensur! Claudio Villa hat euch alle an der Nase herumgeführt. Andere Interpreten hatten hingegen nicht so viel Glück, sie wurden beschnitten, damit wir ruhig schlafen können, wie Michele Bovi feststellt: Unter anderem *Je t'aime moi non plus* von Jane Birkin und Serge Gainsbourg (1969), ein Schlager, der eigentlich nur aus lustvollen Seufzern besteht, *Christine*, ein Schlager von Don Jaime De Mora y Aragón (dem berühmten Lebemann und Bruder der belgischen Königin

Fabiola), der von der englischen Hure und Spionin Christine Keeler handelt, die den englischen Minister John Profumo 1963 zu Fall gebracht hatte, *Tua* (Dein) ein Schlager aus dem Jahre 1959, den Jula De Plama nach Meinung der Zensur zu leidenschaftlich interpretierte oder *Meraviogliose Labbra* (Wunderbare Lippen) von Miranda Martino und Johnny Dorelli (1962), das vor erregenden Sätzen nur so strotzte; *Dammi ancor la bocca da baciar* (Lass mich noch einmal deinen Mund küssen) von Marisa Del Frate, die Coverversion eines alten Kinohits aus dem Jahre 1940. Und nicht zu vergessen *Lady Jane* der Rolling Stones, wobei Jane ein Synonym für unsere verehrte SIE ist.

Aber es gibt auch noch anstößigere Doppeldeutigkeiten: Schlager wie *La cosa più bella del mondo* (Die schönste Sache der Welt) von Maria Lazozza (Maria die Schlampe) und Maestro Brancalobene (Maestro Nimmihnordentlich) – man beachte die Nachnamen! –, oder *Il pennello di Raffaello* (Raffaels Pinsel) und *La vendetta dell'uccello* (Die Rache des Piephahns) von Pino Piacentino (der offenbar kein Mitgleid beim WWF ist). Fred Bullo hingegen erzählt vom bukolischen Alltag seiner »Frau, der Kuh«, und schließlich gibt es da auch noch den Schlager *Il Clarinetto* (Die Klarinette) von Renzo Arbore, in dem es um eine kraftvolle Klarinette und eine schöne Gitarre geht: *»Es macht keinen Spaß und befriedigt nicht, die Klarinette alleine zu spielen / es ist ein etwas sonderbares Instrument / das begleitet werden muss / … / um Musik zu machen.«*

Ich persönlich erinnere ich mich an ein Lied, das mir heute nach so vielen Jahren eigentlich gar nicht mehr so doppeldeutig vorkommt. Ich widmete es damals am Ende der fünften Klasse Gymnasium »aus Sympathie« einer Schulfreundin, doch ihr gefiel es anscheinend nicht so besonders. Sein Titel? *Tu sei nata per fare la zoccola* (Du bist zur Hure geboren).

In seinem Schlager *Baratto* (Tauschhandel) fragt Renato Zero ohne Umschweife: »*Ich verkaufe mich ... was gibst du mir / wenn ich dir meine Haare gebe?*« Claudio Baglioni erinnert sich hingegen an »*ihr dünnes T-Shirt / so eng, dass ich mir alles darunter vorstellen konnte ... und die Angst und Lust, nackt zu sein*«; Giorgio Faletti bedankte sich in seinem Lied *Assurdo Mestiere* (Absurder Beruf beim Allerhöchsten: »*Gott segne dich für deinen schwarzen Haarschopf...*« (wobei er sicherlich nicht Elvis damit meinte); Pino Daniele scheint eine ähnliche Haltung einzunehmen: »*Gott segne dich / für deine Fotze ...*«; Lucio Dalla hingegen gibt sich in *Disperato erotico stomp* erotischen Fantasien hin: »*Deine Freundin / diese schöne große Fotze ... ich denke an ... eine Thailänderin*«; Zucchero hingegen stellt sich einen surrealen kosmischen Fick vor: »*Das Meer stieg auf den Mond / hinter einer Sternenwand / und vögelte ihn ...*«

Gino Paoli singt das Lied von der Katze, *La gatta* (bekanntlich bedeutet *le chat* auf Französisch ja Katze und somit unsere SIE), doch der Liedermacher scheint keine erotischen Anspielungen im Text versteckt zu haben. Eine ganz andere Katze hingegen wird von Marcella Bella besungen, die von einer unbändigen Lust auf Sex ergriffen wird: »*Verdammte Lust, die mich ergreift / ich fühle mich so schlecht / ich bin ein normales Wesen / ich bin kein Tier ... wenn jetzt ein Mann hereinkäme / ich würde mich so benehmen / wie ich eigentlich nicht will ... meine Katze ist hier / sie redet nicht, sagt aber ja.*«

Riccardo Cocciante hingegen wird in seinem Lied *Bella senz'anima* (Schöne Seelenlose) noch viel deutlicher: »*... und nun zieh dich aus, wie du es so gut kannst /*

… und wenn du nach drüben kommst / werde ich ihn dir zeigen … und wenn er im Bett / mehr von dir verlangt/ dann wirst du es ihm geben / wie du es so gut kannst …« Die aus Venedig stammende Sängerin Patty Pravo gibt sich in dem Schlager *Pensiero stupendo* (Toller Gedanke) einem virtuellen Dreier mit ihrem Exfreund und ihrem neuen Lover hin, Mina antwortet mit *L'importante è finire* (Wichtig ist es aufzuhören), während Adriano Celentano und Claudia Mori klarstellen: »*Wer nicht arbeitet / soll auch nicht vögeln*«.

Fabrizio De Andrè hingegen besingt in seinem Lied *Bocca di Rosa* (Rosenmund) eine ganz andere Sorte Hure, denn »*… sie tat es nur aus Leidenschaft*«, während ihre Kollegin aus der Via del Campo »*allen dieselbe Rose verkaufte …*«

Einmal abgesehen vom ältesten Gewerbe der Welt, wurde die Jungfräulichkeit im romantischen italienischen Schlager nicht auch als höchste Tugend besungen? Keine Spur. Im Jahr 1963 behauptete Sergio Endrigo in seinem schönen und damals sehr modernen Lied *Teresa*: »*Teresa / als ich dich zum ersten Mal auf den Mund küsste / hast du mir gesagt / was denkst du jetzt von mir / Teresa / habe ich zu dir gesagt / von dir denke ich überhaupt nichts / ich war nicht der Erste / und werde auch nicht der Letzte sein / das weißt du, das weiß ich*«, und auf derselben Wellenlänge war auch Domenico Modugno: »*Bleib bei mir … verlass mich nicht / was bedeutet schon die Vergangenheit / was bedeutet es schon, wer dich besessen hat.*«

Wenn man darauf achtet, wird man Doppeldeutigkeiten selbst dort entdecken, wo man sie gar nicht für möglich gehalten hätte, und vielleicht bildet man sie sich ja auch nur ein! Beim prüden Schlagerfestival in San Remo sang das Duo Backy-Johny Dorelli das Lied *L'immensità*

(Unendlichkeit), und da wird man schon hellhörig: »*Aus jedem Tropfen, der fällt, erwächst eine neue Blume...*« Und um welchen *Verbotenen Garten* bitte handelt es sich in dem gleichnamigen Schlager von Sandro Giacobbe? Vielleicht sind das alles nur Vermutungen, andererseits, wer sich so intensiv mit unserer »lieben SIE« beschäftigt hat, der sieht SIE letzten Endes überall!

22. KAPITEL

Versuchen wir, über SIE zu lachen

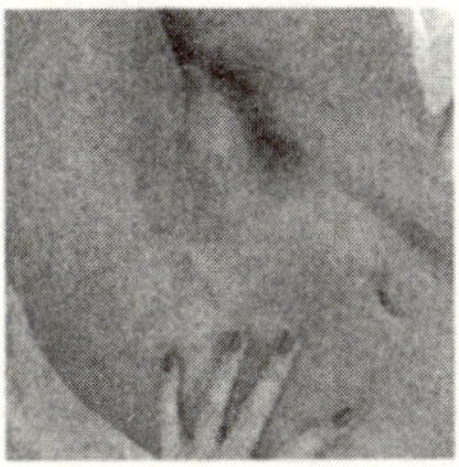

Geliebte und verhasste Witze! Lustiger Zeitvertreib oder Spießrutenlaufen bei einem Abend unter Freunden, wenn unvermeidlicherweise einer fragt: »Kennt ihr schon den?« Wird die Initiative nicht im Keim erstickt, kann man nur darauf hoffen, dass der Erzähler seine Grenzen kennt oder zumindest kein ehernes Gedächtnis hat. Vor allem wenn es sich dabei um einen von der Sorte handelt, die sich zuerst dreist zu Wort melden, um dann feige zu behaupten, dass sie »eigentlich gar keine Witze erzählen können…«. Wer zum Teufel zwingt sie dazu? Warum halten sie nicht die Klappe! Ganz zu schweigen von denen, die zu erzählen anfangen und mittendrin aufhören, weil sie die Pointe vergessen haben, oder die, die ihre Erzählungen immer mit Zwischenrufen wie »kennt ihr ihn wirklich nicht?« auflockern. Und was soll man von den Zuhörern halten, die zum x-ten Mal dieselbe Pointe hören und überzeugend in Gelächter ausbrechen, um den Freund nicht zu enttäuschen? Helden, wahre Helden!

Nun ja, Leuten, die Witze erzählen, entkommt man kaum ... doch denen, die die Gabe haben, einen Witz in eine kleine Show zu verwandeln, denen möchte man am liebsten ewig zuhören.

Wir alle kennen ein paar Witze und wir alle haben schon Witze gehört. In der Schule, unter Freunden, bei der Arbeit. Zuerst waren es die mit Klein Paulchen, dann die mit den Polizisten und so weiter und so weiter. Und ohne es zu bemerken, sind wir erwachsen geworden und erinnern uns mit derselben Wehmut an diese kleinen Geschichten aus unserer Kindheit, mit der wir ein Foto aus der Volksschule betrachten. Ja, denn jeder Witz gehört in eine ganz bestimmte Zeit, und jeder Witz erinnert uns unmittelbar an einen bestimmten Lebensabschnitt. Das berühmte *Gespenst mit den weißen Augen* oder sein enger Verwandter, das *Käsegespenst* (das am Ende aufs Brot geschmiert wird) zum Beispiel haben Millionen italienischer Kinder begleitet. Und wie steht's mit den erotischen Witzen? Erinnern Sie sich an die unzähligen Sexwitze, mit denen wir uns schüchtern den Erwachsenen annäherten. Was uns manchmal auch gelang: An günstigen Abenden brachten wir sie damit zum Lachen, an ungünstigen setzte es Ohrfeigen. Und erinnern Sie sich auch noch an die (sadomasochistischen) Typen, die, wenn sie von anderen aufgefordert wurden, einen Witz zu erzählen, immer riefen: »Ich kenne nur schmutzige ... !«

Es stimmt, es gibt zwei große Kategorien von Witzen: die schmutzigen und die anständigen.

Dass die schmutzigen fast immer auch die lustigsten sind, geben Sie es zu. Aber warum eigentlich sind sie schmutzig? Als die Großherzogin sich eines Tages zur üblichen gynäkologischen Untersuchung begab, rief der Arzt: »Das ist die sauberste Vagina, die ich je gesehen habe.« »Natürlich!«, antwortete die Herzogin. »Mein Diener kommt ja auch dreimal die Woche!«

Wir alle wissen, wie schwierig es ist, Witze so zu erzählen, dass die Pointe ankommt und die Zuhörer lachen – oder wir kennen umgekehrt die peinliche Situation, wenn der Witzeerzähler nur selbst lacht, die Gesichter rundum gequält grinsen. Und andererseits gibt es Witzeerzähler, die aus der schwächsten Pointe noch eine lustige Show machen können. Daher kommt es, dass Witzesammlungen in gedruckter Form nur äußerst selten zum Lachen verführen.

Hier beschränken wir uns also auf einige der unsterblichen Witze über SIE, die die Basis bilden für unzählige Abwandlungen:

Ein Mädchen fragt seine Mama und deutet dabei auf ihren Intimbereich:
»Was ist das Mama?«
»... ein Schmetterling«, antwortet die Mutter verlegen.
»Und wie kommt der auf meine Fotze?«

Warum ist Micky mit Minnie zusammen?
Weil ihm die Maus gefällt.

Zwei Freundinnen:
»Ich muss sehr darauf achten, nicht schwanger zu werden.«
»Was? Hat dein Mann sich nicht sterilisieren lassen?«
»Eben!«

»Mama, Mama, wie wurde ich geboren?«
»Liebling, dich hat der Storch gebracht.«
»Aha, ... hat der Papa den gefickt?«

Ein frisch getrautes Pärchen:
Sie: »Liebling, ich wusste gar nicht, dass du so ein kleines Instrument hast.«
Er: »Schatz, ich wusste ja nicht, dass ich in einer Kathedrale spielen würde.«

»Mama, was ist ein Orgasmus?«
»Keine Ahnung, da musst du deinen Vater fragen!«

Ein frisch verliebtes Pärchen:
»Schatz, wenn ich gewusst hätte, dass du noch Jungfrau bist, hätte ich mir mehr Zeit genommen.«
»Liebling, wenn ich gewusst hätte, dass du dir mehr Zeit nehmen würdest, hätte ich die Strumpfhose ausgezogen.«

Und zum Schluss noch ein paar berühmte Zitate:

»Nicht immer wissen die Frauen, dass sie auf ihrem Glück sitzen.«
(Anonym)

»Die Frauen brauchen einen Grund, um Sex zu haben.
Die Männer brauchen nur einen Ort dafür.«
(Billy Cristal)

»Ich verspüre ein starkes Verlangen in die Gebärmutter zurückzukehren ... in irgendeine.«
(Woody Allen)

»Sex ohne Liebe ist eine leere Erfahrung, aber von allen leeren Erfahrungen ist sie die beste!«
(Woody Allen)

23. KAPITEL

Und wir entstiegen IHR, zu schaun die Sterne

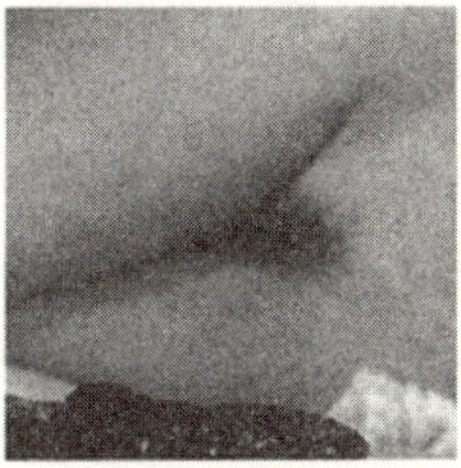

Wäre unsere SIE wirklich die Hölle, als die sie Jahrhunderte lang von den Männern bezeichnet wurde, dann gäbe es wirklich nichts Besseres als unser Buch mit einem etwas abgeänderten Zitat aus Dantes »Göttlicher Komödie« zu beenden. Aber da die Hölle vor allem ein seelischer, kein physischer Ort ist, frage ich mich, ob vor der dunklen Höhle tatsächlich ein himmlisches Sternenlicht auf uns wartet ... oder ob es sich nicht doch um die trügerische Flamme eines Irrlichtes handelt.

Jahrtausende lang hat der Mann SIE zum Mittelpunkt seiner Existenz gemacht, hat er IHR gehuldigt, SIE verehrt, SIE hintergangen, IHR geschmeichelt, SIE entführt, SIE vergewaltigt, SIE geliebt und respektiert, SIE verletzt ... SIE vor allem aber gefürchtet. Ja, ganz richtig, SIE gefürchtet. Denn anders kann ich mir nicht erklären, warum er SIE Jahrhunderte lang allen möglichen Torturen unterworfen hat. Natürlich hat sich die Frau im Laufe der Zeit allmählich davon befreit und sich beachtliche Freiräume erkämpft (und dass dies überhaupt notwendig war, sagt genug über die feige Haltung von uns Männern, die wir uns im Besitze eines unfehlbaren »Szepters« wähnen, wie wir es hochtrabend bezeichnen)... Doch sieht die Gegenwart tatsächlich so rosig aus?

Als ich dieses Buch schrieb, war ich natürlich gezwungen, mich mit dem Thema ausführlich zu beschäftigen... Und ich muss zugeben, dass ich mich nie zuvor gefühlsmäßig so sehr mit IHR verbunden gefühlt habe. *Gefühlsmäßig*, denn es geht um mehr als Sex. Mit *IHR*, denn dieses kleine Dreieck ist in vielerlei Hinsicht noch immer ein unentdeckter Kontinent, andererseits etwas sehr Vertrautes. Und *verbunden*, weil Sex mehr ist als seelenlose Vögelei.

Seitdem mein Verleger mich angerufen und mich aufgefordert hat, mich auf diese Entdeckungsreise zu begeben, ist viel Zeit vergangen, und um ehrlich zu sein, weiß ich nicht, ob ich mein Ziel erreicht habe. Doch um was für ein Ziel handelt es sich eigentlich? Ein so umfangreiches Thema erschöpfend behandeln zu wollen, wäre Anmaßung gewesen, aber es war durchaus möglich, ein paar Denkanstöße zu geben, die Richtung vorzugeben, in die die Leser weitergehen können, sofern sie wollen. (Dazu ist auch die Bibliographie da.) Habe ich die Gelegenheit genutzt oder die Chance vertan?

Das Wort Ende unter ein Buch zu schreiben, heißt nicht unbedingt eine Arbeit zu beenden, sondern von einer Reise zurückzukehren, auf der man bisher unbekannte Ort und Menschen kennen gelernt hat. Man ist froh, wieder zu Hause zu sein, doch ganz tief im Inneren spürt man eine gewisse Wehmut bei der Erinnerung an all die langen Nächte, in denen man gelesen, studiert und geschrieben hat.

Nächte, in denen ich aber auch die Stimmen derer hörte, die sich nur lustig machen wollten oder mich mit Sprüchen wie »Pass auf, dass du dich nicht lächerlich machst«

oder »Warum tust du das« oder »Was werden die Leute sagen« von dem Vorhaben abbringen wollten. Nächte, in denen ich die Herausforderung immer stärker spürte. Denn, und das war mir von Anfang an klar, ein solches Thema ist eine Herausforderung. Ich konnte die Tabus förmlich greifen, die sich einem immer noch in den Weg stellen, sobald man von IHR zu sprechen beginnt.

Meine größte Hoffnung ist, dieses Thema mit dem nötigen Respekt, aber ohne falsche Scham behandelt zu haben, ohne dabei in die Falle der Obszönität getappt zu sein, sondern diese Gefahr mit einem Lächeln auf den Lippen gebannt zu haben. Diesmal sind die anderen gemeint!

Ciao, und … bis bald!

Biobliographie

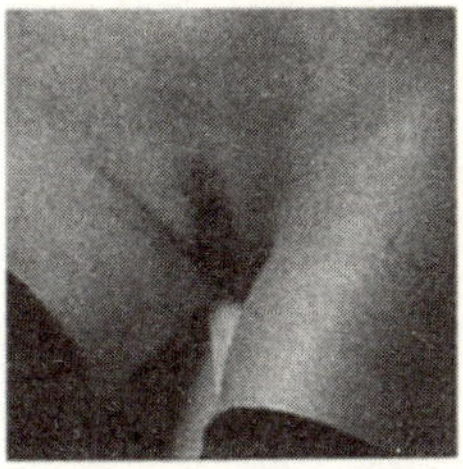

Janine Chasseguet-Smirgel (Hrsg.): *Psychoanalyse der weiblichen Sexualität.* Frankfurt/Main: Suhrkamp [1996, 10.Aufl.]

Alex Comfort: *New Joy of Sex. Der Klassiker.* München: Cormoran 2001

Alex Comfort: *More Joy of Sex. Die Fortsetzung des Klassikers.* München: Cormoran 2001

Nick Douglas / Penny Slinger: *Das große Buch des Tantra. Sexuelle Geheimnisse und die Alchimie der Ekstase.* München: Hugendubel 2001

Michel Foucault: *Sexualität und Wahrheit.* Frankfurt/Main: Suhrkamp [1983]

Sigmund Freud: *Schriften über Liebe und Sexualität.* Frankfurt/Main: Fischer-Taschenbuch-Verlag 1993

Nancy Friday: *Befreiung zur Lust. Frauen und ihre sexuellen Phantasien.* München: Goldmann 1993

Nancy Friday: *Verbotene Früchte. Die geheimen Phantasien der Frauen.* München: Goldmann 1994

Erdmute Heller / Hassouna Mosbahi: *Arabische Erzählungen der Gegenwart.* München: Beck 1997

Shere Hite: *Wie Frauen Frauen sehen.* München: Econ-und-List-Taschenbuch-Verlag, 1999

Jacob Sprenger / Heinrich Institoris: *Hexenhammer.* Holzminden: Reprint-Verlag Leipzig 1998

Alexander Lowen: *Bioenergetik. Therapie der Seele durch Arbeit mit dem Körper.* Reinbek: Rowohlt 1998

Bronislaw Malinowski: *Geschlecht und Verdrängung in primitiven Gesellschaften.* Eschborn: Klotz 1997

Herbert Marcuse: *Kultur und Gesellschaft I.* Frankfurt/Main: Suhrkamp [1965]

William H. Masters / Virginia E. Johnson: *Liebe und Sexualität.* Berlin: Ullstein 1993

Joyce McDougall: *Die Couch ist kein Prokrustesbett. Zur Psychoanalyse der menschlichen Sexualität.* Stuttgart: Verlag Internationale Psychoanalyse 1997

Michael Miersch: *Das bizarre Sexualleben der Tiere. Ein populäres Lexikon von Aal bis Zebra.* München: Piper 2001

Alberto Moravia: *Ich und Er. Io e Lui.* Reinbek: Rowohlt 1973

Erich Neumann: *Die große Mutter. Eine Phänomenologie der weiblichen Gestaltungen des Unterbewußten.* Olten/Freiburg i. Br.: Walter 1989

Robin Norwood: *Wenn Frauen zu sehr lieben.* Reinbek: Rowohlt 2001

Maggie Paley: *Unter dem Feigenblatt. Das Buch vom Penis.* Hamburg: Europa 2001

Marquis de Sade: *Die Philosophie im Boudoir oder die lasterhaften Lehrmeister. Dialoge, zur Erziehung junger Damen bestimmt.* Gifkendorf: Merlin-Verlag 1989

Mallanaga Vatsyayana: *Das Kamasutra von Vatsyayana.* Niedernhausen/Ts.: Bassermann 1998